LA
GRIPPE-INFLUENZA

ÉTIOLOGIE — PATHOGÉNIE
FORMES CLINIQUES — TRAITEMENT

Leçons professées à la Faculté de médecine de Lyon

PAR

J. TEISSIER

PROFESSEUR DE PATHOLOGIE INTERNE, MÉDECIN DE L'HÔTEL-DIEU
LAURÉAT DE L'INSTITUT

et

Recueillies par le Dr Henri FRENKEL

PRÉPARATEUR DU COURS

AVEC PLANCHES EN HÉLIOTYPIE

PARIS

LIBRAIRIE J.-B. BAILLIÈRE ET FILS
19, rue Hautefeuille, 19
—
1893

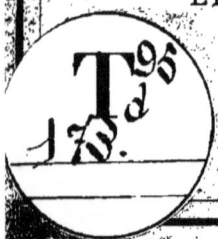

LA

GRIPPE-INFLUENZA

ÉTIOLOGIE — PATHOGÉNIE

FORMES CLINIQUES — TRAITEMENT

PRINCIPAUX TRAVAUX DE M. J. TEISSIER

Du Diabète phosphatique. Recherches sur l'élimination des phosphates par les urines. Conditions physiologiques modifiant l'élimination des phosphates, influence du régime alimentaire, variations pathologiques (thèse) avec 7 tableaux et une planche de tracés, 1877. (*Epuisé.*)

De la Valeur thérapeutique des courants continus (thèse de concours), 1878.

Troubles cardiaques dans les affections gastro-hépatiques et intestinales. (Comptes rendus Association française, Montpellier, 1879); — et *Intermittences cardiaques d'origine gastrique.* (Lyon, 1883.)

Sur la Monopuncture positive dans le traitement des anévrysmes de l'aorte avec observations cliniques. (Bulletin de thérap., 1880.)

Cardiopathies d'origine cérébro-spinale. Lésions des valvules aortiques dans l'ataxie locomotrice, etc. (Association française, Blois, 1885.)

De l'Albuminurie intermittente cyclique (Association française, Grenoble, 1885 et Bulletin médical, Paris, 1887); — et *Recherches sur la toxicité des urines albumineuses* (avec le Dr G. Roque). (Académie des sciences, 1888.)

Statistique générale des grandes maladies infectieuses à Lyon pendant la période quinquennale 1881-1886. Etudes d'étiologie et de pathologie générales, 1887, avec planches intercalées dans le texte. (Ouvrage couronné par l'Académie des sciences, 1888.)

Nouveaux Eléments de pathologie médicale (avec le professeur A. Laveran). 2 vol. in 8°.

Accidents nerveux lointains de paludisme ; neurasthénie d'origine palustre. (Bulletin méd., 1890.)

Antisepsie intestinale. Traitement de la dothiénentérie, par le Naphtol α. (Association française, Limoges, 1890.)

L'Influenza de 1889-1890 en Russie. Rapport de mission adressé à M. le Ministre de l'Instruction publique, avec 3 cartes et 3 diagrammes, 1891.

Lyon. — Imp. DELAROCHE et Cie, place de la Charité, 10.

LA
GRIPPE-INFLUENZA

ÉTIOLOGIE — PATHOGÉNIE
FORMES CLINIQUES — TRAITEMENT

Leçons professées à la Faculté de médecine de Lyon

PAR

J. TEISSIER

PROFESSEUR DE PATHOLOGIE INTERNE, MÉDECIN DE L'HÔTEL-DIEU
LAURÉAT DE L'INSTITUT

et

Recueillies par le Dʳ Henri FRENKEL

PRÉPARATEUR DU COURS

AVEC PLANCHES EN HÉLIOTYPIE

PARIS

LIBRAIRIE J.-B. BAILLIÈRE ET FILS
19, rue Hautefeuille, 19

1893

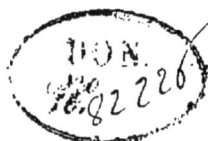

LA

GRIPPE-INFLUENZA

ÉTIOLOGIE — PATHOGÉNIE

FORMES CLINIQUES — TRAITEMENT

PREMIÈRE LEÇON

(6 novembre 1891)

SPÉCIFICITÉ DE LA GRIPPE — ÉTIOLOGIE PATHOGÉNIE

SOMMAIRE : La grippe est une pyrexie spécifique et très vraisemblablement une infection parasitaire. — Germe-contage primitif et associations bactériennes. — Premières recherches de Seifert, Jollès, Kirchner (découverte d'éléments d'apparence diplococcienne), de Friedrich, Finkler, Ribbert (découverte d'éléments groupés en streptocoques), d'Arloing (éléments groupés en staphylocoques). — Importance des agents des infections secondaires : travaux de Bouchard, Weichselbaum, Vaillard et Vincent, Finkler, etc.

Exposé de nos recherches personnelles en collaboration avec G. Roux et Pittion. — Caractères de la diplobactérie retirée des urines des grippés. — Modes de coloration, cultures. — Cette diplobactérie mobile et encapsulée devient sporifère dans les cultures sur pomme de terre. — Caractères des éléments en streptocoques retirés du sang. — Ces éléments ne sont que des streptobacilles. — Rapport de ces microorganismes avec les agents antérieurement décrits et supposés spécifiques par Seifert, Jollès, Kowalski, etc.. — Cette diplobactérie n'a pas été retrouvée en dehors de la grippe. — Elle est pathogène pour le lapin, — Importance des troubles nerveux produits par l'inoculation. — Analogie des courbes thermométriques recueillies chez l'animal et dans les observations de grippe humaine : Collapsus thermique de l'invasion fébrile et rechute.

Je consacrerai les premières leçons de ce semestre à l'histoire de la grippe. En abordant l'étude de cette grande maladie aiguë, je confor-

merai mon enseignement de cette année aux
règles générales que je me suis imposées jusqu'ici, et qui consistent à vous donner, à propos
d'un sujet limité, une idée d'ensemble de la pathologie tout entière. La grippe, en effet, se prête
merveilleusement à ces considérations générales :
épidémiologie, bactériologie, questions cliniques
des plus délicates — tout peut être abordé à son
sujet ; et si mon choix s'est fixé sur elle, ce n'est
pas tant que je tienne à vous exposer mes recherches personnelles ou à coordonner les communications éparses, objet particulier de nos investigations ; mais son étude nous servira d'introduction
naturelle à l'exposé des affections nerveuses sur
lesquelles nous nous arrêterons longuement plus
tard. Car ces affections, vous le savez, ont souvent leur point de départ, ainsi que j'aime à le
rappeler, dans les troubles de nutrition, dans les
toxémies par insuffisance rénale ou hépatique,
qui sont consécutifs à l'évolution des pyrexies
infectieuses.

Je puis ajouter aussi que la question est encore
toute d'actualité. Dès le début de cette année,
alors que l'on croyait épuisées les sévices de la
grande épidémie de 1889-90, l'influenza faisait
son retour offensif en Angleterre ; il y a quelques
semaines à peine (à Cacérès, en Espagne) on signalait l'existence de cas nombreux d'une grippe
très meurtrière. Des renseignements personnels

que nous recevons de la Réunion annoncent l'apparition, dans cette colonie, d'une épidémie particulièrement grave et telle que de mémoire d'homme on n'en a jamais observé d'aussi sévère. A Munster, enfin, en Silésie, la grippe vient de faire sa réapparition depuis deux semaines. Rien ne prouve donc que nous ne soyons pas menacés nous-mêmes d'une épidémie nouvelle. Aussi ne sera-t-il pas inutile de là bien connaître, pour être mieux préparé à la combattre (1).

Qu'est-ce que la grippe ? Cette question devrait paraître superflue après les innombrables travaux publiés sur ce sujet depuis deux ans. Eh bien, non. La réponse est des plus difficiles, car dès le début de cette étude nous sommes arrêtés par des considérations particulièrement délicates.

Et d'abord, quel rapport, quel lien de parenté y a-t-il entre la grippe sporadique vulgaire et ces pandémies décrites sous le nom d'influenza ? Quelle relation faut-il admettre entre la grippe et cette manifestation morbide, encore mal déterminée, décrite dans nos régions et par l'Ecole de Montpellier sous le nom de fièvre catarrhale ? Puis, ces relations établies, quelle est la nature même de la grippe ?

(1) Ces prévisions se sont réalisées, on le sait, puisqu'une nouvelle épidémie de grippe généralisée a visité l'Europe au commencement de cette année 1892.

Nous nous occuperons en premier lieu de répondre à cette seconde question dont la solution est un acheminement vers l'éclaircissement de la première.

La grippe est une maladie infectieuse et, j'ajouterai une *pyrexie spécifique*. Mais cette notion de la spécificité de la grippe est loin d'être encore un article de foi, et c'est pour cela que je vous demande la permission de la défendre. Il y a quelques années à peine, la grippe était considérée comme une maladie d'ordre absolument météorologique ou cosmique. Cette opinion a été soutenue tout récemment encore par mon savant collègue des hôpitaux, M. Clément, dont les vues ont été exposées dans la thèse de notre élève et ami, M. le docteur Solmon (1).

Pour bon nombre d'anciens auteurs, la grippe naîtrait de troubles spontanés de l'atmosphère. Les uns tenaient pour la diminution, les autres pour l'augmentation de l'ozone. Pour tous, il s'agissait de faits dynamiques et d'une influence morbigène appartenant à l'action des milieux extérieurs. Pareille doctrine reposait surtout sur la rapidité de la généralisation des cas morbides, sur l'importance des infections massives. Les

(1) Solmon, E. J. *Contribution à l'étude des pandémies grippales; l'influenza à Lyon et dans la quatorzième région de corps d'armée pendant l'hiver 1889-90; essai d'épidémiologie*, thèse de Lyon, 1891.

conquêtes de la bactériologie moderne ont modifié
bien vite cette notion, car on n'a pas tardé à
soupçonner que la grippe devait avoir pour origine une *infection parasitaire.*

Toutefois, ainsi que nous allons le voir, devant la multiplicité des organismes rencontrés, on
s'est demandé, si la grippe était réellement une
maladie spécifique ou si elle ne serait pas plutôt
le résultat de l'action de germes multiples, différents, puisant dans certaines transformations
des milieux cosmiques une virulence particulière,
et orientant dans une même voie pathologique
leurs actions morbigènes. Un moment même cette
idée a fait son chemin !

Aujourd'hui notre conviction est formelle. Nous
n'hésitons pas à déclarer que la grippe est une
maladie spécifique, c'est-à-dire qui fait espèce,
une maladie toujours adéquate à elle-même, n'en-
gendrant que la grippe, se reproduisant sous des
manifestations variées, cela est possible, mais qui
ne sont jamais que la grippe. En tant que maladie
spécifique, elle doit avoir un germe spécifique.
Cette opinion, d'ailleurs, nous l'avions ébauchée
dans notre rapport sur l'influenza, en écrivant :

« Le microorganisme surajouté ne peut être la
maladie elle-même ; il pourra transmettre la
pneumonie croupeuse ou la bronchite capillaire,
mais il n'est pas démontré qu'il puisse transmettre la grippe sans localisation fixe. Pour faire

la grippe elle-même, il faudra l'élément spécifique de l'infection grippale, élément encore à déterminer d'une façon définitive, sans doute, mais qui n'en doit pas moins exister et que de nouvelles recherches ne tarderont pas à mettre en évidence. » (1)

Nous aurons à démontrer dans la suite la part importante qu'il faut faire, dans l'évolution de la grippe, aux infections secondaires. Ce que je veux m'attacher à démontrer pour le moment, c'est l'existence nécessaire d'un germe-contage primitif.

De nombreux efforts ont été faits depuis longtemps dans cette voie. Nous vous signalerons les principales tentatives (2). On peut classer en deux groupes les bactériologistes qui se sont livrés à ces recherches : d'un côté ceux qui attribuent

---

(1) J. Teissier. *L'Influenza de 1889-90 en Russie.* Rapport de mission, avec trois cartes et trois diagrammes, in-4°, Paris, 1891. Baillière et fils.

(2) On pourra lire dans la thèse inaugurale toute récente (juillet 92) d'un de nos élèves, le docteur Bérier, une étude générale absolument complète de tous les travaux publiés sur la bactériologie de la grippe. On trouvera particulièrement dans cette importante monographie l'exposé des recherches de Pfeiffer et Canon sur l'élément spécifique de l'influenza; on verra les points particuliers par lesquels leur description diffère de celle que nous donnons plus loin de la *diplobactérie pathogène* de la grippe et les analogies qui peuvent être signalées entre ces divers microorganismes. Mais les travaux de Pfeiffer et Canon étant postérieurs de plus de trois mois à ces leçons, nous n'avons pas cru devoir les comprendre dans le texte ci-dessus.

l'infection grippale à l'influence d'une diplobactérie spéciale ; de l'autre, ceux qui attribuent
l'influenza à l'action d'un streptocoque. Au premier groupe nous rattacherons les noms de Seifert, de Jollès, de Kirchner. En 1883, Seifert
(de Wurzbourg) (1) a cultivé, après les avoir
recueillis dans les sécrétions nasales et bronchiques de malades atteints de grippe, des micro-
coques isolés, mais plus souvent groupés deux
à deux, plus rarement en chaînettes et qui mesu-
raient de 1 à 2 μ de longueur sur 1 μ de largeur.
Ces organismes étaient colorés par le violet de
méthyle. En 1889, au mois de décembre, Jollès, à
Vienne (2), trouvait, dans la sécrétion nasale des
grippés (une fois dans leur urine), des diplocoques
ressemblant au diplocoque de Friedlaender. Ces
organismes paraissaient entourés d'une mince
capsule incolore. Plus près de nous, Kirchner, de
Berlin (3), publiait un très important article où il
rapportait le résultat de ses investigations ; chez
près de 30 malades il avait décelé, dans les sécrétions bronchiques, l'existence d'une diplobactérie,
d'apparence encapsulée, à laquelle il était disposé
à reconnaître un rôle pathogène, d'autant plus

(1) Seifert, O. Ueber Influenza. *v. Volkmann's Sammlung
Klin. Vortr.* N° 240, Leipz., 1884.
(2) Jolles, M. Zur Aetiologie der Influenza. *Wien. med. Blatter,* 1890, n° 4.
(3) Kirchner, M. Bactériologische Untersuchungen über Influenza.
Zeitschr. f. Hygiene. Bd. 9, 3.

que l'inoculation chez le lapin semblait avoir donné des résultats positifs.

Dans le second groupe nous placerons plus particulièrement les recherches de Friedrich entreprises sous la direction de Pétri et que vous trouverez exposées dans les *Comptes rendus de l'Office sanitaire allemand* (1891) (1); celles de Finkler (2) et de Ribbert (3) qui placent les lésions grippales sous la dépendance d'un streptocoque ayant les caractères généraux du streptocoque de l'érysipèle. De ces recherches nous rapprocherons les travaux de M. Arloing (4), qui a mis en évidence, par des cultures, dans le sang de deux malades atteints de grippe, des cocci très fins qu'il a inoculés au cobaye, et qui ont produit chez cet animal des déterminations pleurales. Nous aurons à montrer plus loin, en abordant la description des différentes périodes évolutives des microorganismes que nous avons isolés nous-mêmes, que ces travaux, en apparence disparates, ne sont pas cependant sans lien commun.

Je n'ai fait jusqu'ici que vous citer quelques

(1) *Mittheilungen aus dem Kaiserl. Gesundheitsamte.* Bd. VII, 1891.

(2) Finkler. Influenza-Pneumonie. *Deut. med. Woch.* 1890, n° 5.

(3) Ribbert. Anat. und bacteriolog. Beob. über Influenza. *Ibid.*, n° 4 et 15.

(4) Arloing, S. Sur le parasitisme de l'influenza. *Lyon méd.*, 1890, n° 8.

noms d'auteurs qui ont voulu chercher pour la
grippe un microorganisme pathogène spécifique.
Autrement j'aurais à vous signaler bien d'autres
recherches de première valeur. Et d'abord celles
du professeur Bouchard (1), qui a montré le rôle
important des agents des infections secondaires
dans la forme et l'évolution de l'influenza (pneumocoques, staphylocoques, streptocoques); celles de
Weichselbaum (2) rencontrant presque partout le
pneumocoque, et tenté de voir dans cet organisme
la source essentielle de l'infection; puis les travaux de Vaillard et Vincent (3) faisant jouer au
streptocoque le rôle que le professeur de Vienne
accordait précédemment au pneumocoque; ceux
de Finkler de Bonn enfin, dirigés dans un sens
analogue. Mais ces recherches seront exposées
plus loin, soit à propos des complications de la
grippe, soit en décrivant les transformations
morphologiques du microorganisme spécial auquel nous sommes disposé à attribuer le développement de la grippe.

C'est cette idée bien arrêtée que la grippe est

---

(1) Bouchard, Ch. Rech. bactériol. sur la grippe et ses complications. *Sem. méd.*, 1890, n° 5.

(2) Weichselbaum. Bakter. u. pathol.-anat. Unters. über die
Influenza u. ihre Complic. *Wien. med. Woch.*, 1890, n° 6. — *Wien.
klin. Woch.*, 1890, n° 6, 8-10. — *Wien. med. Blatter.*, 1890, n° 6,

(3) Vaillard et Vincent. Rech. bactér. sur la grippe. *Bull. Soc.
méd. des Hôp.*, p. 47, 84.

une infection primitivement spécifique qui nous a
conduit aux recherches que nous poursuivons
depuis plusieurs mois avec MM. Gabriel Roux et
Pittion. Nous vous en exposerons les parties
essentielles.

Si l'on recueille avec précaution dans la vessie
d'un grippé, à l'aide d'une sonde préalablement
stérilisée, quelques gouttes d'urine, et cela de
préférence le jour de la défervescence fébrile, on
trouve (cinq fois sur dix dans nos recherches) dans
le bouillon ensemencé avec de l'urine, après 48
heures de séjour à l'étuve à 37° en général, un
microorganisme qui a des caractères bien particuliers. On voit en effet la culture, constituée par des
éléments lancéolés, groupés deux à deux et présentant au microscope l'aspect extérieur du pneumobacille de Friedlaender, mais s'en distinguant par la
plus grande longueur des éléments constitutifs, et
par cette propriété très nette de se mouvoir dans les
différents sens, souvent avec une grande rapidité;
s'en différenciant enfin nettement par les caractères
des cultures sur d'autres milieux. Ces organismes, qui semblent bien être des bacilles, apparaissent sous le champ du microscope comme
enveloppés d'un halo clair qui donne l'impression
nette d'une capsule, mais d'une capsule non colo-
rée. Le microorganisme lui-même d'ailleurs semble assez mal fixer les couleurs basiques d'aniline,
et, pour le bien mettre en évidence, il est préferable

de recourir à des artifices de préparation. Il se colore mieux par le procédé de la double coloration d'Ehrlich ou bien avec la fuchsine carbolisée de Ziehl, qui est même le meilleur moyen de mettre en évidence la capsule, si l'on a eu soin au préalable de faire agir sur la préparation une solution d'acide acétique au centième. Traités par la méthode de Gram, ces microorganismes ne se décolorent pas. Mais je n'insiste pas sur ces caractères de coloration, ni sur la valeur de cette capsule, car je soupçonne qu'il doit s'agir là de propriétés variables, essentiellement modifiables suivant la période de la maladie et suivant les milieux dans lesquels on observe : ce qu'il y a de vraiment caractéristique, ce sont les cultures de cet organisme sur les divers milieux solides.

Sur gélatine, en tubes d'Esmarch, et à la température de 15° C., ces organismes se développent aisément et donnent naissance à des colonies ressemblant un peu aux colonies du *bacillus coli*, découpées à la circonférence, ayant un point central obscur et présentant à la loupe l'aspect en glacier attribué aux colonies sur gélatine du bacille d'Eberth. Elles sont irisées et ne liquéfient pas. Vus au miscroscope, les microorganismes paraissent un peu plus longs que ceux du bouillon et ont l'aspect franchement bacillaire.

Sur agar, les colonies se développent très rapidement. Souvent même avant 24 heures de séjour à l'étuve à 37° C. on observe, de chaque côté de la ligne de strie, une colonie mince, transparente, à bords festonnés, d'aspect blanchâtre et s'étendant avec rapidité. Ici les éléments colorés par la méthode de Ziehl paraissent plus allongés encore et nettement enveloppés d'une capsule.

Mais c'est sur pomme de terre que les caractères des cultures deviennent en quelque sorte pathognomoniques.

Ici l'analogie avec les colonies du bacille d'Eberth est encore plus frappante. C'est à peine si en regardant à jour frisant très minutieusement la ligne de strie, on observe à son niveau un léger glacis un peu humide ; parfois même la culture ne se manifeste par aucun signe extérieur, et pour constater la présence d'une colonie, il faut racler à la surface et porter sous le champ du microscope. C'est alors que l'on peut constater une modification notable de l'élément primitif. On voit de longs bacilles, parfois groupés deux à deux, mais souvent isolés, ici avec un halo, là dépourvus de toute capsule, et présentant cette propriété tout à fait spéciale de donner naissance au bout de plusieurs jours, à des spores parfaitement apparentes. Au bout de deux semaines en général, une ou deux des extrémités de ces longs bacilles présentent des points arrondis, clairs, très réfringents, dont la nature ne semble pouvoir être mise en doute, plusieurs de ces formations étant mises en liberté dans le champ de la préparation.

Mais on trouve encore autre chose. Si, pendant la période d'acmé fébrile, on ensemence dans du bouillon une goutte de sang recueillie avec toutes les précautions aseptiques voulues, à une extrémité digitale ou au lobule de l'oreille, on peut constater le développement, dans le milieu ensemencé, dans un laps de temps variant de 36 à 60 heures, d'éléments en chaînettes rappelant l'aspect extérieur des streptocoques, ainsi que l'ont vu Affanassiew à Saint-Pétersbourg, et MM. Courmont et Adenot à Lyon, dans un cas qu'ils ont bien voulu nous communiquer. Ces chaînettes sont en général courtes, immobiles ou faiblement mobiles, et si on les observe à un fort grossissement, ainsi que cela a pu être fait pour une de nos malades, on peut remarquer que ces chaînettes semblent constituées par l'abouchement d'une série de diploorganismes paraissant parfois enveloppés d'un halo. Il s'agirait donc plutôt de *streptobacilles* que de véritables streptocoques. Car, à côté d'eux, dans quelques cas, plus rares il est vrai, on peut trouver en liberté un certain nombre de diplobactéries d'aspect encapsulé répondant absolument à la description que nous avons donnée plus haut du diplobacille de l'urine. Ces diplobactéries isolées, très mobiles alors, quand elles existent dans le sang, peuvent se reconnaitre au microscope à l'état frais et sans culture préalable.

Nous aurons à examiner plus loin le rôle joué par ces éléments en streptocoques dans la pathogénie de la grippe. Nous aurons à définir leurs caractères spéciaux, les rapports avec le streptocoque pyogène, celui de l'érysipèle ou de la fièvre puerpérale. Mais pour ne pas embrouiller la question, dès le début, je tiens à m'en tenir aujourd'hui à l'étude plus complète de *l'élément diplobacille*, et je vais vous en faire passer sous les yeux quelques types dont les belles photographies de M. Pittion et les très remarquables clichés colorés de M. Lumière vont vous donner une image fidèle.

Je suis tout disposé, pour mon compte, à considérer ce microorganisme comme la forme primitive, typique, de l'agent infectieux, cause de la transmission grippale. Nombreuses et concluantes sont les raisons sur lesquelles je puis m'appuyer. C'est d'abord l'étroite ressemblance de cet élément avec le microorganisme vu avant nous par bien des auteurs déjà (Seifert, Jollès, Kirchner), avec la diplobactérie pâle de M. Babès (1), avec celle de Kowalski, de Vienne (2) — diplobactérie dont l'ac-

(1) Babes, V. Vorlauf. Mittheil. *Centralbl. f. Bakteriol.*, Bd. VII, n°° 8, 15-19.
(2) Kowalski, H. Bacter. Unters. über Influenza. *Wien. klin. Woch.* 1890, n°° 13-14.

tion pathogène sur le lapin a été mise aussi en
évidence par l'auteur ; avec celle enfin que Hering
et Bujwid ont retirée par ponction de la rate chez
un malade dans la période d'invasion grippale
et qu'ils ont retrouvée dans les poumons après
autopsie. Cette diplobactérie avait, on se le rappelle, été signalée par Hering et Bujwid comme
ressemblant beaucoup au pneumocoque.

On m'objectera peut-être quelques différences
dans les propriétés de coloration décrites par ces
auteurs, l'aspect encapsulé ou non, signalé par
eux. Mais je ne pense pas que ce soient là des
motifs suffisants pour repousser tout lien de
parenté entre ces observations multiples : la mor-
phologie si variable de l'élément que nous avons
observé nous-même nous impose une grande réserve avant d'affirmer la différence ou l'analogie
d'origine et d'espèce de ces divers organismes.

Nous avons vainement cherché, dans les affections similaires ou paraissant avoir avec la grippe
d'étroites ressemblances, ce même microorganisme : ni dans la pneumonie commune, ni dans
la bronchite vulgaire, ni dans la fièvre herpétique,
en procédant toujours de la même manière, culti-
vant le sang dans la période de l'invasion fébrile
et les urines au moment de la défervescence, nous
n'avons pu déceler notre diplobacille. En définitive, nous ne l'avons jusqu'ici jamais rencontré
en dehors de la grippe.

Mais, argument plus péremptoire encore, en inoculant chez l'animal les cultures de cet organisme, nous avons pu mettre en relief son action pathogène indiscutable pour le lapin, et reproduire ainsi, chez l'animal, une infection n'étant pas sans analogie avec celle de la grippe, soit par l'évolution de la température, soit par l'intensité des phénomènes nerveux, ou bien encore par les caractères des lésions anatomiques produites.

Nous avons, à l'heure actuelle, sacrifié plus de 30 animaux, et les résultats que nous avons obtenus ont toujours été identiques : élévation brusque de la température dès les premières heures qui suivent l'inoculation, phénomènes nerveux rapides (vertiges, parésies des membres, plus rarement convulsions); puis, suivant le degré de virulence des cultures, phénomènes digestifs, souvent diarrhée intense; enfin, après une évolution moyenne de 9 à 15 jours, la mort survenant avec des accidents de néphrite infectieuse, amaigrissement progressif, parfois des paralysies, le plus souvent des convulsions. Quelques animaux plus résistants ont survécu à l'inoculation, d'autres sont morts au bout de plusieurs mois.

Nous reviendrons, dans la leçon prochaine, sur les caractères de cette maladie que nous pouvons bien appeler *une grippe expérimentale*, si l'on tient compte de l'importance des symptômes nerveux et de ces accidents néphrétiques qui semblent étroitement la rapprocher des caractères de l'infection humaine ayant fourni l'agent pathogène inoculé à l'animal. Mais le fait que nous tenons à bien mettre en évidence dès maintenant, car il nous apparaît comme une des meilleures preuves que l'on puisse apporter à la fois de la spécificité de la grippe et de la nature grippique des accidents déterminés par inoculation chez les animaux, c'est l'étroite analogie qui existe entre les courbes thermométriques recueillies chez les malades affectés d'influenza et celles que fournissent les animaux soumis à l'expérimentation. Les tracés obtenus dans ces doubles circonstances sont, en quelque sorte, superposables, car on retrouve, dans les graphiques indiquant l'évolution de la température chez nos lapins, les mêmes accidents qui nous ont frappé par leur constance et leur régularité dans les observations de grippe humaine.

Nous allons vous faire passer sous les yeux une série de ces courbes afférentes aux malades de notre service et dans lesquelles on constate sans peine ces phénomènes de la rechute sur lesquels les observateurs russes (Zakharine, Chnaoubert (1), Bogoiawlenski (2) ont insisté avec juste raison.

---

(1) Chnaoubert. La grippe à Moscou. *Médic. Obozr.* 1890, n° 2 (en russe).
  (2) Bogoiawlenski. Même sujet. *Ibid.*, n° 2.

Dans les trois quarts des cas de grippe, en effet, et dans un laps de temps qui varie de quelques heures à deux à trois jours en moyenne, on voit la courbe thermométrique se relever et la température monter de 1° à 1° 1/2 en général. Cette rechute est le plus souvent très passagère et le thermomètre revient bientôt à la normale, quelquefois au-dessous de la normale.

Les choses se passent presque toujours ainsi, chez nos animaux inoculés. Après une courte période d'invasion, de deux à trois jours en moyenne, le thermomètre s'abaisse brusquement ou progressivement, et comme dans les tracés de grippe humaine dont nous venons de parler, il se relève de quelques dixièmes de degré ou plus, pour constituer ainsi une véritable rechute. Cette rechute peut, dans quelques cas, n'être que passagère mais, dans la grande pluralité des faits, elle est le signal d'une ascension progressivement croissante de la température qui se maintiendra élevée jusqu'à la mort. Il est facile de se convaincre de ces différents faits, en jetant un coup d'œil sur les tracés ci-joints (NN. 1, 2, 4 et 5), où ces rechutes se dessinent très nettement.

Mais il est un autre fait que nous nous sommes appliqué à mettre personnellement en évidence, c'est l'existence dans certains cas de grippe humaine, et plus particulièrement dans les formes sévères, d'une brusque dépression de la courbe ther-

Courbes thermométriques recueillies dans deux cas de grippe humaine.

I

II

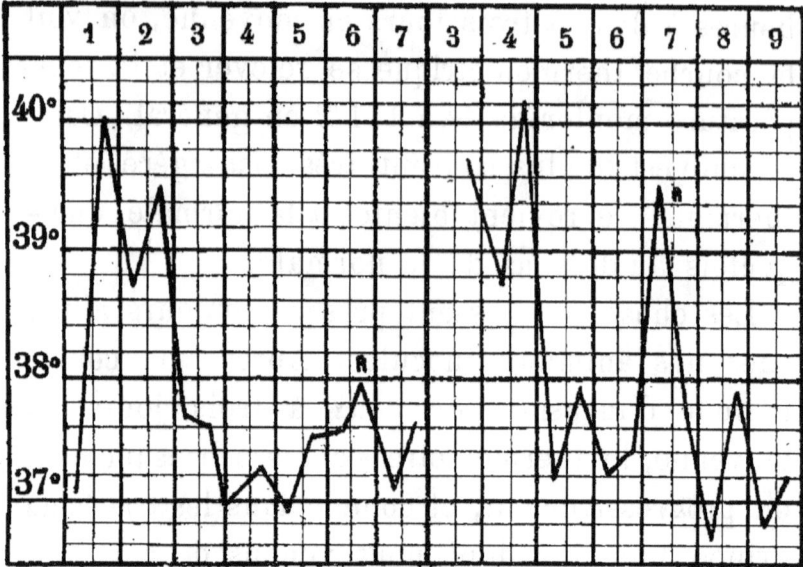

Légère rechute le 3e jour
de la défervescence.

Rechute marquée le 2e jour
de la défervescence.

Courbe thermométrique (grippe humaine).

III

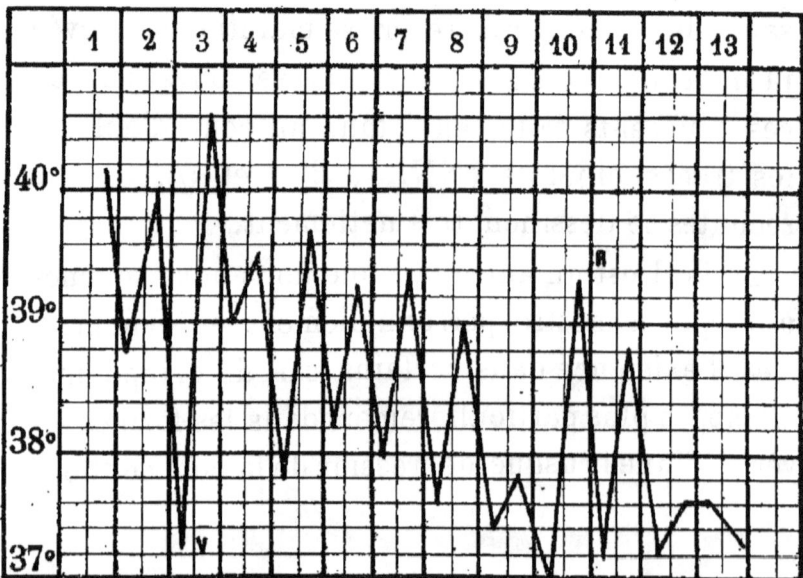

V Collapsus thermique dans la période d'acmé fébrile.
Rechute le 10e jour.

Courbes thermométriques recueillies chez des lapins inoculés avec des cultures des microorganismes de la grippe.

IV. Inoculé avec 3 c. c. d'une culture de diplobacilles retirés des urines d'une malade grippée.

V - Inoculé avec 6 c. c. de bouillon de cultures de diplobacilles, ensemencé le 5 Juin.

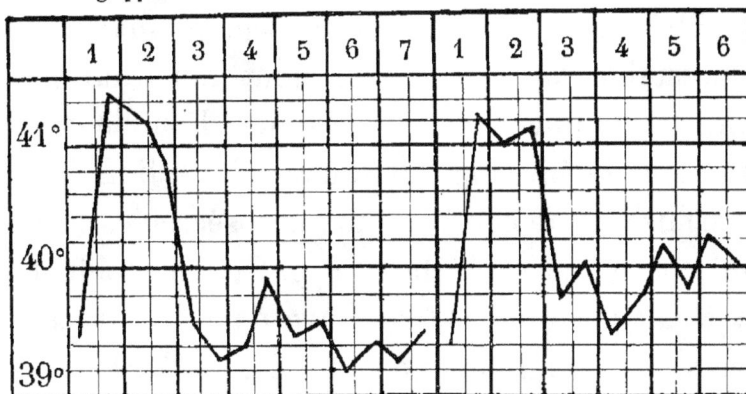

Rechute le 2ᵉ jour de la défervescence.

Rechute le 2ᵉ jour de la défervescence.

VI. Inoculé avec 2 c. c. de bouillon de cultures sur pomme de terre de diplobacilles.

VII - Inoculé avec 3 c. c. de bouillon de cultures sur pomme de terre de diplobacilles.

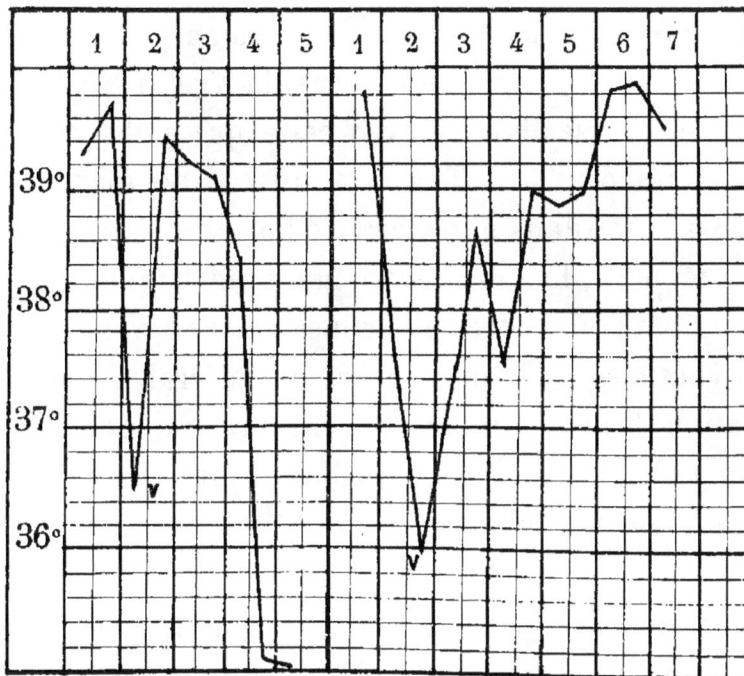

Dépression profonde en forme de V très allongé et occupant le centre de l'acmé fébrile.

V Collapsus thermique.

mométrique au début ou au sommet de la période d'invasion fébrile. Cette dépression thermique, véritable collapsus de la courbe, a pour nous une incontestable valeur clinique, dont nous aurons à faire valoir plus tard l'importance. Pour le moment, nous la croyons attribuable à l'action hypothermisante de certaines toxines sécrétées par le microorganisme de la grippe. Or, un accident tout à fait analogue se retrouve dans les tracés fournis par les animaux en expériences lorsqu'on a eu recours pour l'inoculation à des cultures plus spécialement virulentes (cultures sporifères de la pomme de terre). Nous reproduisons deux tracés qui donnent une idée bien nette des caractères de ce *collapsus thermique médian;* dans le tracé n° 6, on remarque une dépression profonde de plus de deux degrés en forme de V, qui a une singulière ressemblance avec celle qui s'observe dans le tracé n° 3, afférent à un cas de grippe grave observé dans notre service hospitalier. Dans le tracé n° 7, la dépression thermométrique est plus accentuée encore; elle constitue une véritable hypothermie, bientôt suivie, il est vrai, d'une élévation brusque de la température qui continuera à s'élever d'ailleurs pendant 4 jours jusqu'à la terminaison fatale.

Ainsi vous le voyez : constatation dans la grippe et rien que dans la grippe d'un microorganisme

toujours identique à lui-même, ayant des caractères spéciaux lui appartenant en propre ; inoculation de ce microorganisme en culture pure dans
l'appareil circulatoire de l'animal et reproduction
chez cet animal d'une affection ressemblant singulièrement à l'infection grippale, par l'importance et l'intensité de la fièvre, par la gravité des
phénomènes nerveux, la tendance aux localisations rénales, enfin et surtout par l'étroite ressemblance des courbes thermométriques, — voilà,
si je ne me trompe, un faisceau d'arguments solides
à l'appui de la doctrine que nous cherchons à faire
prévaloir de la spécificité de la grippe et de la
valeur de l'agent infectieux qu'il nous a été donné
d'isoler. Nous allons d'ailleurs, dans la leçon qui
va suivre, envisager avec tous les développements
qu'ils méritent, certains points plus délicats de
cette démonstration expérimentale.

DEUXIÈME LEÇON

(9 novembre 1891)

PATHOGÉNIE (suite) — RECHERCHES
EXPÉRIMENTALES

SOMMAIRE : Effets expérimentaux résultant de l'inoculation intraveineuse, chez le lapin, des microorganismes retirés du sang ou des urines des grippés. — Accidents nerveux : vertige, paralysies, convulsions. —Accidents fébriles (phénomènes d'hypothermie), accidents diarrhéiques suivis de mort rapide, produits par inoculation de bouillons de culture sporifères. — Prédisposition produite par une première inoculation non suivie de mort. — Néphrite infectieuse et albuminurie : lésions anatomiques constatées à l'autopsie.

Résultats généraux des recherches bactériologiques réalisées chez l'animal. — Quelle que soit la forme du microorganisme injecté et la voie d'inoculation, présence des éléments en streptocoques dans le sang et des diplobacilles dans l'urine : nombreuses expériences à l'appui. — Notion du polymorphisme extrême de cet élément pathogène ; son importance. — Cette notion permet d'entrevoir un lien commun entre les recherches des différents observateurs dont elle constitue comme la synthèse. — Formes différentes répondant à des phases d'évolution successives du même microorganisme ou à des influences spéciales des divers milieux de culture sur le groupement des éléments microbiens ; la forme diplobacillaire paraissant toujours être le type primitif. — Objections et preuves à l'appui. — Transformation *in vitro* de la forme streptobacillaire, en forme diplobacillaire et en groupes de staphylocoques (G. Roux et Pitton).

Action du microorganisme : Propriétés pyogènes et déterminations pneumoniques. — La diplobactérie grippale agit vraisemblablement par les toxines qu'elle sécrète. — Recherche des produits solubles : Expériences. Action favorisante des produits filtrés du diplobacille.

Constatations cliniques : Augmentation de la toxicité urinaire chez certains grippés. — Injection du sérum sanguin d'une malade atteinte de grippe grave : accidents gangreneux consécutifs malgré que le sérum injecté soit stérile. — Conclusions.

Vous connaissez maintenant le microorganisme bien spécial que nous avons isolé avec

MM. Roux et Pittion, et que je suis tout disposé
à considérer comme l'agent essentiel de l'infection
grippale : nous en avons montré le type primitif,
le diplobacille, qui nous semble bien représenter
la forme simple de l'agent pathogène. Vous connaissez les caractères particuliers de ses cultures,
sur gélatine, agar, pomme de terre, et vous vous
rappelez les trois principaux ordres des preuves
sur lesquelles nous nous sommes appuyé pour
soutenir la valeur pathogène réelle du microorganisme : 1° similitude de ce microorganisme
avec les agents retrouvés par un certain nombre
d'auteurs recommandables : Seifert, Jolles, Kirchner, Hering, Kowalski ; 2° absence de ce microorganisme en dehors de la grippe ; 3° reproduction, par inoculation chez le lapin, d'une affection
très analogue à certaines formes de grippe humaine. Nous reviendrons sur ce dernier point qui
nous paraît plus spécialement important. Parlons
d'abord des principaux symptômes observés chez
nos animaux.

Chez l'animal inoculé, les accidents nerveux et
.fébriles dominent ; car, en dehors de la néphrite
infectieuse ou de la diarrhée qui semble tenir surtout à l'intensité de l'infection, il y a peu ou pas
de localisations fixes. Les phénomènes nerveux
sont particulièrement intéressants. Un des plus
constants c'est le vertige. Celui-ci se traduit par

une instabilité marquée : l'animal semble titubant
ou comme entraîné dans un sens ou dans un autre,
avec menace de chute, ou bien encore sa tête est
animée d'oscillations latérales et rythmées qu'accompagne parfois un certain degré de nystagmus. On peut noter aussi des phénomènes parétiques plus ou moins précoces; tantôt c'est la forme
paraplégique qui domine; accroupi sur le train posté-
rieur, l'animal est dans l'impossibilité de faire des
mouvements de propulsion en avant, il traîne pé-
niblement après lui ses pattes de derrière; d'autres
fois la parésie affecte la forme franchement hémi-
plégique. Ces phénomènes parétiques sont d'autres
fois associés ou alternent avec des convulsions.
Il est rare que celles-ci pourtant se montrent dans
les premières périodes de l'invasion fébrile. Plus
généralement c'est dans les quelques heures qui
précèdent la mort de l'animal qu'on les voit survenir; elles se présentent habituellement sous
forme de grandes secousses généralisées, au milieu desquelles la mort survient. A ce moment,
l'amaigrissement de l'animal est extrême; les
urines contenues dans la vessie le plus souvent
albumineuses. Cette dernière constatation n'est pas
inutile à signaler, car elle permet de supposer que
les phénomènes convulsifs dont nous venons de
parler dépendent plutôt de l'insuffisance urinaire
que de l'action même du poison grippique sur les
centres excito-moteurs.

L'évolution de la température chez les animaux inoculés présente aussi des caractères bien spéciaux. Mais nous les avons suffisamment indiqués, en comparant les courbes thermométriques recueillies dans ces circonstances, pour y revenir avec détail. Nous avons montré la fièvre s'allumant rapidement après l'inoculation, et se maintenant, 3 ou 4 jours en moyenne, à un taux élevé (40°5, 41° environ); puis la défervescence s'accuse d'une façon très évidente pour être bientôt suivie d'une réascension thermique constituant une véritable rechute. Mais cette similitude avec les courbes recueillies dans les observations de grippe humaine peut être plus complète encore, et l'on peut observer chez nos animaux, comme dans ces derniers cas, un collapsus thermique précoce proportionnel d'ailleurs au degré de virulence des cultures.

Le degré de la virulence des cultures inoculées joue, en effet, un rôle de premier ordre non seulement dans le type de la courbe thermométrique, mais encore dans le mode d'évolution et dans la durée de l'infection expérimentalement réalisée. En général, avec les cultures d'une virulence moyenne la maladie inoculée évolue chez l'animal en un laps de temps qui varie de onze à quinze jours; au bout de ce temps, la mort survient (16 fois sur 24). Dans les autres cas, la température s'abaisse, l'animal se remet à manger, il reprend un peu de poids, et la guérison semble s'affirmer rapidement.

Mais cette guérison est plus apparente que réelle. Plusieurs fois en effet il nous est arrivé de voir les animaux s'éteindre 3 ou 4 mois après l'inoculation; ou bien, nous avons pu constater que ces animaux, guéris en apparence, étaient des sujets restés prédisposés à l'infection, puisqu'une inoculation nouvelle avec des cultures peu virulentes pour des animaux témoins devenait chez eux suffisante pour entraîner la mort. Ce fait est particulièrement instructif, car il cadre merveilleusement avec ce que nous savons aujourd'hui des prédispositions créées par une première atteinte et de la facilité avec laquelle certains individus sont susceptibles de recontracter la grippe.

Lorsque l'infection a été provoquée par des cultures provenant d'un ensemencement avec des colonies sur pomme de terre, l'évolution de la maladie est bien plus rapide : de quelques heures seulement à 3 ou 4 jours au maximum. C'est dans ces formes qu'on observe de préférence ces grandes dépressions thermométriques signalées plus haut et que l'on constate si nettement dans les tracés que nous avons publiés dans notre précédente leçon. Il ne sera pas inutile d'indiquer en passant que ces phénomènes semblent absolument indépendants du point choisi comme voie d'entrée

pour l'agent infectieux. Que l'inoculation ait eu
lieu par voie veineuse, pleurale, sous-cutanée,
péritonéale même, la mort est survenue au bout
d'un laps de temps à peu près semblable : 7 jours
après inoculation sous-cutanée, 4 jours après
injection péritonéale même.

Si l'on ouvre alors l'animal en expérience on
constate quelques lésions qui méritent d'être men-
tionnées. Les plus importantes à notre sens sont
les lésions rénales ; celles-ci varient de degré et
d'intensité, suivant les périodes de la maladie où
l'on observe. Au début (si la mort survient vers
le 4e jour par exemple), ce qui frappe surtout,
c'est la congestion et l'œdème rénal ; plus tard,
il s'agit d'une véritable néphrite : le rein est
gros, blanc et arrive parfois à peser 15 gr. Dans
la grande majorité des cas, ce chiffre est rarement atteint : les deux reins réunis ne dépassent
guère en général de 12 à 15 gr. M. le docteur
Lacroix, chef de travaux au laboratoire d'histo-
logie, a bien voulu examiner quelques coupes
microscopiques provenant des reins ainsi altérés.
Les lésions portent de préférence sur l'épithélium
des tubes contournés et des branches ascendantes
des anses de Henle. Ces épithéliums ne sont pas
désorganisés dans toute leur étendue. Bon nombre
des cellules ont conservé très apparentes les
striations de leur protoplasma ; leurs noyaux

fixent bien la matière colorante. Toutefois, un grand nombre des tubes sont tapissés par des cellules granuleuses tuméfiées qui en oblitèrent la lumière. Certaines cellules présentent au sein de leur protoplasma des boules colloïdes volumineuses qui occupent toute la cellule dont elles refoulent les noyaux. Quelques-unes de ces boules colloïdes sont mises en liberté dans l'intérieur des tubes. Les glomérules sont pour la plupart exsangues, mais ne présentent pas d'altérations réelles. L'urine, nous l'avons indiqué d'ailleurs plus haut, renferme, au moment de la mort, de l'albumine en proportion notable.

Dans quelques cas la rate a été trouvée volumineuse à l'autopsie. Du côté des poumons nous avons relevé quelquefois des signes d'atélectasie pulmonaire, d'autres fois de petites hémorragies, plus rarement des ecchymoses sous-pleurales (dans les cas plus spécialement où l'animal pendant la vie avait présenté de l'angoisse respiratoire ou une oppression plus marquée). Ces déterminations pulmonaires d'ailleurs sont indépendantes de la voie d'inoculation ; elles se sont produites aussi bien après injections intra-veineuses, qu'après inoculations intra-pleurales.

Si nous passons maintenant aux résultats de l'examen bactériologique fait soit pendant la vie, soit au moment de la mort, chez les animaux ino-

culés, voici les faits les plus saillants qu'il nous a
été donné de constater. Nous avons examiné successivement le sang, recueilli dans le ventricule
gauche à l'autopsie, ou par piqûre périphérique
pendant la vie, et les urines retirées de la vessie
avec une pipette stérilisée : dans ces diverses
circonstances on a pu retrouver, et cela très facilement, le microorganisme primitivement inoculé.
Mais ici trois conditions différentes ont pu se présenter : a) dans le premier cas, le sang était fertile,
les urines stériles ; dans le sang alors existaient
des éléments en chaînettes d'apparence streptococcienne. b) dans la seconde catégorie de faits, le
bouillon ensemencé avec du sang restait stérile,
celui qui avait reçu quelques gouttes d'urine était
fertile ; dans ce cas, les éléments constatés étaient
très manifestement des diplobacilles. c) dans le
troisième cas enfin, les deux milieux étaient fertiles ; l'urine contenait des diplobacilles, le sang
des éléments en chaînettes, à l'exception cependant de deux expériences, où on a pu constater à
la fois dans le sang à côté des éléments en chaînettes un nombre assez important de diplobacilles ; le même fait d'ailleurs a été observé depuis,
chez l'homme malade, dans la poussée épidémique
d'octobre dernier.

Nous ne pouvons entrer ici dans le détail des
nombreuses expériences que nous avons réalisées ;
nous nous contenterons d'en tirer les enseigne-

ments qu'elles comportent, en les appliquant à la
solution d'une importante question, celle des rapports qui unissent les deux éléments en apparence
disparates que nous avons constatés chez nos
malades, éléments en chaînettes dans le sang,
diplobacilles dans l'urine.

Et en effet, une question ou mieux une objection
qui n'est point ici sans importance peut bien nous
être faite à ce propos : quel est, de ces deux éléments, celui auquel on doit attribuer l'influence
pathogène? Y a-t-il des raisons sérieuses d'attribuer aux diplobacilles de l'urine pareil rôle, de
préférence aux éléments groupés en streptocoques? Cette objection assurément serait des
plus embarrassantes, si nous n'étions en mesure
de prouver que ces éléments en chaînettes ne
sont autre chose qu'une forme de passage, une
période transitoire du même élément spécifique.
Or, ce point de vue a bien son importance, et sa
démonstration peut devenir grosse de conséquences, touchant à une des questions les plus délicates et les plus élevées de la bactériologie générale, celle du polymorphisme des microbes opposé
à l'immuabilité de forme que les disciples de Cohn
semblaient un moment devoir soutenir victorieu-
sement. Mais le polymorphisme, grâce aux beaux
travaux de quelques bactériologistes français, paraît devoir aujourd'hui définitivement triompher
(Arloing, Charrin).

Toutefois, cette idée que nous venons d'avancer :
cette mutabilité étrange dans la forme de l'élément
pathogène, mérite, disions nous, une démonstration rigoureuse et nous devons vous apporter un
ensemble de preuves suffisant pour entraîner votre
conviction.

Le premier fait qui, dans cet ordre d'idées,
nous a mis sur la voie de cette hypothèse, c'est
la transformation évidente des éléments en chaînettes retirés du sang d'une grippée en éléments diplobacillaires par simple changement
de milieu de culture. C'est ainsi que chez une de
nos malades atteinte de grippe à forme nerveuse
et hyperthermique, mais sans localisations fixes,
une goutte du bouillon contenant une culture pure
d'éléments en chaînettes provenant d'un ensemencement de son sang fait en plein acmé fébrile,
a donné, sur gélatine, de magnifiques colonies non
liquéfiantes de diplobacilles, absolument semblables à celles qu'on aurait obtenues par l'ensemencement de l'urine.

Dans un autre cas, où les cultures du sang
étaient aussi fertiles et contenaient les mêmes
éléments en streptocoques et où les urines se trou-
vaient stériles, le bouillon d'ensemencement du
sang chargé de chaînettes transporté dans l'urine
de la même malade, a donné dans ce nouveau
milieu une culture pure de diplobacilles d'apparence encapsulée et mobiles, semblables en tous

points à ceux qui, quelques jours après, apparurent dans l'urine de la malade en même temps que le sang préalablement fertile et chargé d'éléments en streptocoques devenait stérile à son tour. Cette observation nous paraît avoir une réelle valeur et constituer un argument sérieux à l'appui de la doctrine attribuant au milieu de culture une influence marquée sur la forme et l'évolution des éléments microbiens.

En troisième lieu, nous pouvons invoquer l'expérience suivante. Une culture pure de diplobacilles est injectée dans la veine auriculaire d'un lapin ; celui-ci succombe vers le 7e jour. On cultive le sang du cœur dans du bouillon et l'on ensemence parallèlement quelques gouttes d'urine aspirée à travers la paroi de la vessie préalablement stérilisée. Deux jours après, les deux bouillons sont fertiles : celui du sang contient des chaînettes streptococciennes, celui des urines des diplobacilles caractéristiques.

On pourrait objecter peut-être que, dans cette expérience, il s'est glissé quelques streptocoques dans le bouillon de culture. Ceux-ci se seraient développés dans le sang qui leur est un milieu de culture favorable, tandis que les diplobacilles auraient apparu plus spécialement dans l'urine, leur milieu de prédilection. Mais cette autre expérience ne saurait être passible du même reproche : vous injectez dans la veine auriculaire d'un lapin

une culture pure de streptocoques; le lapin succombe et l'on fait les mêmes recherches que précédemment. Mais ici plus de streptocoques dans
les ensemencements; seul le bouillon d'urine est
fertile et ne contient que des diplobacilles. D'ailleurs, il nous paraît bien difficile d'invoquer, dans
nos différentes expériences qui nous ont toutes donné des résultats identiques, toujours la
même impureté de culture; et il paraît fort difficile
aussi d'admettre que nous ayons toujours inoculé
ensemble deux éléments vivants, en quelque sorte
côte à côte. Dans les cas rares où le diplobacille
se développait à côté des éléments en chaînettes,
il nous a toujours été facile de reconnaître la
coexistence des deux éléments, l'un mobile, l'autre
au contraire fixe, les deux d'un aspect très dis-
semblable. Dans les cultures inoculées et toujours
examinées au microscope avant l'injection, nous
n'avons jamais reconnu qu'une seule espèce microbienne; en tubes d'Esmarch, elle n'ont donné
qu'une seule espèce de colonies. Enfin, dans une
seconde série de recherches, après être reparti
d'une culture pure de diplobacilles sur la pomme
de terre, en reconstituant toute la série des culture
sur gélatine, agar et pomme de terre déjà indi-
quées; puis réensemençant dans du bouillon cette
seconde génération de diplobacilles sur pomme de
terre et ayant constaté la pureté de ces colonies,
nous avons injecté à nouveau, dans la circulation

du lapin, le bouillon ainsi fertilisé et nous sommes arrivés à des résultats identiques : *présence d'éléments en streptocoques dans les cultures du sang de l'animal, présence du diplobacille dans ses urines.*

On peut trouver encore, dans l'expérience suivante, un argument des plus précieux en faveur de la doctrine uniciste, c'est-à-dire de l'identité d'origine pour les éléments en chaînettes et les diplobacilles. Le 10 juin de l'année dernière, M. Gabriel Roux exposait à la Société des sciences médicales de Lyon une série de faits rigoureusement observés et par lesquels il semblait bien établi qu'on pouvait artificiellement transformer la forme streptococcienne en forme diplobacillaire sans passer par l'animal, et par simple manipulation *in vitro*. En partant d'une culture pure d'éléments en streptocoques provenant d'un ensemencement avec le sang du cœur d'un lapin et en ensemençant cette culture sur agar, on a pu voir que la colonie ainsi développée était constituée par des éléments en staphylocoques; puis ces cultures sur agar, ensemencées à leur tour sur gélatine, donnaient naissance à des cultures pures de diplobacilles encapsulés. La même recherche exécutée par M. Pittion le même jour a donné des résultats identiques. Il serait sans doute désirable que pareille expérience eût été réalisée aussi en sens inverse et qu'on eût pu reconstituer *in vitro* la forme streptococcienne en partant de la forme diplobacillaire. Ce desideratum n'a pas encore été comblé. Toutefois, une série de cultures de diplo· bacilles faites successivement sur sérum gélatinisé a montré clairement que les diplobacilles avaient là une disposition particulière à se mettre en chaî- nettes et à se grouper en lignes de 4 à 7 éléments.

Le dernier argument enfin qu'on peut invoquer à l'appui de cette identité, c'est l'analogie com- plète des résultats expérimentaux obtenus par l'injection des cultures pures de streptocoques. La mort, chez les animaux inoculés, est arrivée du 9e au 17e jour avec des accidents absolument semblables à ceux qui ont été notés à la suite des inoculations avec le diplobacille ; comme dans ces derniers cas, une injection dans la plèvre de bouillon chargé d'éléments en chaînettes a donné la mort vers le 10e jour.

Si j'ai tant insisté sur ces détails, peut-être un peu techniques, c'est que j'avais besoin d'un fais- ceau des faits bien convaincants. Ces recherches, en effet, ont une autre portée qu'un simple intérêt de laboratoire, car elles nous semblent comme réaliser la synthèse des observations antérieures et donner la clef en quelque sorte des divergences en apparence si grandes qui semblent séparer les différents observateurs. Quoi d'étonnant mainte- nant que ces derniers aient considéré comme source de l'infection grippale, trantôt des streptocoques, tantôt des diplobactéries? Il n'est pas jusqu'à la constatation d'éléments reconnus pour des cocci isolés ou groupés en staphylocoques qui ne puisse dans nos recherches trouver une explication rationnelle, s'il est vrai qu'on peut transformer *les éléments en streptocoques* en groupes de cocci, en les transportant simplement du bouillon sur l'agar.

Est-ce à dire cependant que tout ce qui a été vu dans la grippe doive être dorénavant considéré comme des formes évolutives du même microorganisme? Pareille exagération est loin de notre esprit : les éléments associés sont d'une extrême fréquence dans la grippe, et nous sommes toujours disposé à faire une large part aux infections secondaires. Il n'en est pas moins vrai pourtant, que notre microorganisme est capable, à lui seul, de donner naissance à une série de complications qu'on serait tenté d'attribuer à un microorganisme différent. Notre streptobacille, en effet, est susceptible d'engendrer directement la pneumonie, ainsi que nous en avons acquis la conviction à l'autopsie d'une de nos malades, morte de pneumonie au 11e jour d'une grippe infectieuse compliquée de muguet, et dont le suc pulmonaire recueilli au niveau de la zone hépatisée, a donné, par ensemencement dans du bouillon de bœuf, une culture pure de streptobacilles.

D'un autre côté, le Dr Frenkel ayant inoculé en

même temps dans la veine marginale de l'oreille
du lapin et dans le tissu conjonctif, un centimètre
cube d'une culture de diplobacilles provenant de
l'urine d'une malade atteinte de néphrite infectieuse post-grippale, a constaté la formation d'un
abcès au point même de l'inoculation, abcès qui
contenait en culture pure le microbe inoculé. En
partant des cultures obtenues avec le pus de cet
abcès, M. Frenkel a pu produire des abcès en
série par des inoculations successives. Autrement
dit, ce diplobacille aurait accidentellement des
propriétés éminemment pyogènes (1).

Un dernier point nous reste aujourd'hui à élucider. Comment agit ce microorganisme, et quels
sont les produits de sécrétion auxquels on doit
attribuer ses propriétés pathogènes?

Nous n'avons encore, à ce sujet, que des expériences trop incomplètes à vous présenter, et cependant nous n'avons aucune hésitation à affirmer
que c'est à des toxines que le microorganisme
de la grippe doit la majeure partie de ses effets
pathogènes. Comment comprendre autrement la
soudaineté parfois si grande et l'intensité des phénomènes d'invasion ; comment rendre compte autrement de l'influence éminemment déprimante de

---

(1) Société des Sciences médicales, 16 mai 1891. *Lyon méd.* 1891,
n° 38.

la grippe? N'est-ce pas enfin à l'existence de ces toxines encore non isolées qu'il faut attribuer la mort si rapide des animaux inoculés avec les cultures sporifères de la pomme de terre et chez lesquels on voit survenir parfois, dès la deuxième heure après l'inoculation, une diarrhée intense, des convulsions, une hypothermie souvent de quatre degrés? Nous avons cependant tenté à ce sujet une série d'expériences qui méritent d'être rapportées. Le 16 juin 1891, M. Gabriel Roux, ayant préparé une double série de liquides nutritifs, ensemence ces divers milieux, soit avec les diplobacilles, soit avec les éléments en streptocoques. Une partie est filtrée au Chamberland, l'autre est chauffée pendant une demi-heure à l'autoclave à 115° et ces produits servent à inoculer successivement une série de 7 lapins qui sont observés avec soin, et chez lesquels on note plusieurs fois par jour les oscillations de la température. Malheureusement ces expériences n'ont donné que des résultats incomplets. Les microorganismes qui ont servi à ensemencer ces différents milieux nutritifs, provenaient de cultures datant du 5 juin 1891 : or depuis cette époque la température du laboratoire était restée notablement élevée, et l'on est bien en droit de supposer que la chaleur avait notablement atténué leur virulence, puisque des cultures complètes, inoculées à des animaux témoins, n'ont donné que des résultats à peine

appréciables. Un fait cependant nous semble
acquis, c'est que ces différents produits exercent
une action favorisante et agissent dans l'axe primitif de la maladie, en renforçant nettement
l'action pathogène des éléments ultérieurement
inoculés. Une de ces expériences est, à cet égard,
des plus instructives.

Un de nos lapins reçoit, le 16 juin, dans la
veine auriculaire 2^{cc} de produits solubles filtrés
de diplobacilles ; au moment de l'inoculation, le
thermomètre est à 39°6. Le soir, la température
n'a monté que de 0,2 de degré. Le lendemain,
l'animal paraît un peu moins vif que de coutume,
mais la température n'atteint pas 40°. Le surlendemain la température est retombée à 39°4. Trois
jours après se fait une légère rechute (40°) et au
bout de 8 jours tout est rentré dans l'ordre.
Cependant le lapin a maigri : de 1,800 gr. son
poids est tombé à 1,450 gr. (le 26 juillet). Le
même jour on lui injecte 3^{cc} de bouillon ensemencé avec une culture de bouillon provenant
d'une colonie sporifère sur pomme de terre. On
est surpris de trouver l'animal mort trois heures
après cette inoculation : d'autant mieux que le
même bouillon a servi à inoculer un témoin qui n'a
pas été sensiblement incommodé par cette injection intra-veineuse. A l'autopsie, on note que les
poumons sont congestionnés, que la rate est
grosse, que les reins sont blancs et hypertrophiés,

on constate enfin que l'urine est albumineuse. En même temps, le sang du cœur et les urines sont ensemencés dans du bouillon peptonisé et deux jours après on voit au microscope, dans le bouillon ensemencé avec le sang, des diplo-bacilles typiques et de courtes chaînettes composées en moyenne de cinq éléments. De pareilles lésions assurément n'ont pas eu le temps de se produire en trois heures et elles nous paraissent bien vraisemblablement imputables à l'action des produits solubles injectés cinq semaines auparavant. Ces lésions ont constitué un terrain de moindre résistance qui a rendu l'animal infiniment plus sensible à l'action des produits complets inoculés quelques semaines après. N'est-ce pas d'ailleurs l'image de ce que nous voyons tous les jours en clinique : des malades imprégnés par la grippe qui refont de nouvelles et sévères poussées avec une facilité étrange.

Il semble toutefois que, pour exercer cette action favorisante, l'injection des produits solubles doive être suivie de l'inoculation avec des cultures complètes, dans un intervalle de temps assez rapproché. On est autorisé à se demander au contraire, si, au bout d'un certain temps, ces substances solubles n'exerceraient pas une sorte d'action vaccinante. En effet, nous avons pu constater que nos animaux mis en expérience le 16 juin dernier ont pu être inoculés à nouveau 8 à 10 mois après, et

que, dans ces derniers cas, les inoculations ont
été presque inoffensives. Il y a là un point important de pathologie générale qui est loin d'être
élucidé et sur lequel nous reviendrons plus tard,
mais que nous avons tenu à signaler dès aujour-
d'hui comme nous offrant des horizons nouveaux
et comme susceptible d'applications particulièrement pratiques.

La clinique d'ailleurs, nous le verrons bientôt,
apporte à cette doctrine son appui personnel. Deux
observations que nous citerons plus tard sont bien
faites pour mettre en évidence la présence des
toxines, soit dans les urines, soit dans le sang
des malades atteints de grippe. Nous aurons, en
effet, à attirer votre attention sur un cas particulièrement remarquable de névrose post-grippale
compliquée d'arthropathie myélopathique, dans
lequel la toxicité des urines recherchée suivant le
procédé de M. Bouchard nous a fourni un coefficient urotoxique presqu'égal à l'unité, soit 0,892.
A ce moment là les urines de la malade qui avait
eu, plusieurs mois auparavant, de la néphrite
infectieuse avec albuminurie ne contenaient aucun
produit étranger et la culture a montré qu'elles
étaient dépourvues de microorganismes.

Autre fait plus convaincant encore : le sang
d'une de nos malades recueilli à l'aide d'une ven-
touse scarifiée, en flambant préalablement la ven-
touse avec de l'éther et appliquant cette dernière,

brûlant encore, sur la peau nettoyée comme d'habitude, est conservé dans un tube stérilisé. Deux jours après, ce sang qui contenait nos mêmes microorganismes s'est séparé en deux parties dont une, le sérum, a été ensemencée dans du bouillon et en même temps inoculée dans la veine auriculaire d'un lapin albinos pesant 1 k. 875 gr. ; à l'inverse du sang circulant qui était fertile, le sérum ensemencé à plusieurs reprises n'a pu se cultiver ; et cependant les accidents locaux les plus graves ont été la conséquence de son inoculation chez l'animal. Le lendemain les deux oreilles sont le siège d'un œdème violet qui sur l'une d'elles (la droite) se transforme 24 heures après en une plaque livide nettement limitée et ayant les allures d'une plaque gangreneuse. La gangrène s'accentue au bout de deux jours et le sphacèle est complètement constitué juste 5 jours après l'inoculation. Les mêmes accidents se reproduisent du côté gauche, mais avec moins d'intensité.

Ces lésions sont très certainement imputables à l'action des toxines contenues dans le sérum sanguin, car pendant la période de cette évolution pathologique caractérisée par un large œdème violet, la sérosité de l'œdème retirée avec une pipette stérilisée et ensemencée dans plusieurs tubes de bouillon simple et de bouillon glycosé n'a révélé la présence d'aucun microorganisme.

Cette gangrène symétrique des deux oreilles a
évolué d'ailleurs sans déterminer des phénomènes
réactionnels intenses, alors qu'un autre lapin témoin (albinos de 2 k. 120 gr.) inoculé au contraire
avec une culture complète de diplobacilles provenant du sang de la même malade, présentait les
accidents généraux que nous avons décrits plus
haut; augmentation de 2 degrés de température,
perte d'appétit et de poids (175 gr. en trois jours)
et mourait enfin 3 mois après, très amaigri, avec
de l'albuminurie et un épanchement péricardique.
Cette expérience se passe de commentaires, car il
est facile d'en apprécier toute l'importance.

Nous connaissons maintenant le microorganisme qu'il nous a été donné d'observer souvent
dans la grippe. Nous en avons exposé les caractères, le polymorphisme extrême, son mode d'action sur les tissus vivants. Il nous reste à étudier
ses habitats, ses milieux favoris de développement, ses voies de transmission, ses moyens d'introduction dans l'organisme humain; ces différents points feront l'objet de la leçon qui va
suivre.

TROISIÈME LEÇON

(11 novembre 1891)

EPIDÉMIOLOGIE

SOMMAIRE. — Habitats communs et milieux de développement des microorganismes de la grippe. La diplobactérie de la grippe se cultive et vit longtemps dans l'eau. Expériences. — Présence d'éléments similaires dans les
eaux de certaines régions. Canaux de Berlin (Murri), Danube (Jollès),
Moskowa (G. Roux et Teissier). — Caractères morphologiques et effets
pathogènes de ces éléments pour le lapin. — Rôle possible des eaux d'alimentation dans la transmission de la grippe : propagation probable par les
vapeurs d'eau de l'atmosphère. Début des épidémies aux bords des cours
d'eau, près des bas-fonds humides (Pétersbourg, Moscou, Varsovie, Kiew).
Faits analogues du docteur Solmon pour le 14e corps d'armée, — Humidité
de l'atmosphère poussée jusqu'à saturation pendant les épidémies de grippe
(faits constatés à Pétersbourg, Moscou, Varsovie et dans la région lyonnaise).
Conditions météréologiques accompagnant la diffusion épidémique. Recherches
personnelles; recherches de M. Masson. — Contradictions apparentes.
Importance des grands écarts de la pression barométrique, et de l'extrême
humidité de l'air.
La grippe considérée comme affection contagieuse : transmission d'homme à
homme (Ch. Bouchard, Grasset, Zdekauer, Parsons, Hirsch). — Cas inté-
rieurs des services hospitaliers et faits personnels. Observations relatives
au 14e corps d'armée. — Transmission par les choses : possible (fait de
Danguy des Deserts). Règle générale de la transmission morbide : sa vitesse
subordonnée à la rapidité des transactions humaines. — Cartes du professeur Janson : foyers primitifs, foyers secondaires : développement en
rayons autour des foyers primitifs. — Travail de Von Coler.
Lois générales de la diffusion épidémique : foyers sporadiques permanents :
épidémies et pandémies : les épidémies n'impliquent pas nécessairement
une importation nouvelle (Kelsch). — Les foyers sporadiques permanents
peuvent être le point de départ d'expansions épidémiques locales et limitées.
— Conditions de milieux favorisant l'expansion des germes pathogènes et
augmentant leur virulence. Modifications de l'atmosphère, de la température
ambiante, troubles chimiques ou bactériologiques constatés dans les cours
d'eaux : Pœhl, Odo Bujwid, Dufloc, observations personnelles,

Il ne suffit pas de vous avoir démontré que la
grippe a très vraisemblablement son origine dans

la présence, dans l'économie humaine, d'un microorganisme spécifique, dont le polymorphisme extrême a dérouté pendant longtemps les investigateurs les plus patients; il ne suffit pas non plus de savoir que cette diplobactérie est susceptible de communiquer à l'animal, par inoculation, une maladie semblable à celle de l'homme. Ces notions peuvent vous paraître, sans doute, pleines d'intérêt; elles ne résolvent pas le problème étiologique général, et il nous reste à répondre encore à bien des questions, à dégager bien des inconnues, pour que les causes mêmes de la grippe et de sa diffusion nous apparaissent complètement élucidées.

Voyons d'abord quels sont les milieux extérieurs, les habitats communs, les voies de propagation habituelles du microorganisme que nous avons étudié jusqu'à présent.

La première idée qui se présente à notre esprit, c'est que ce microorganisme doit être probablement un élément vulgaire, très répandu autour de nous, et dont la virulence, éminemment variable, est subordonnée sans doute à certaines modifications météorologiques ou dynamiques des milieux ambiants.

Nous sommes très disposé quant à nous à penser que ce microorganisme se développe et vit facilement dans l'eau et nous pouvons apporter plusieurs ordres de preuves à l'appui de cette hypothèse.

Il ressort d'un certain nombre de nos expériences, d'abord, que notre diplobactérie encapsulée se cultive parfaitement dans l'eau. Le 23 avril de l'année dernière, M. Gabriel Roux ensemence avec du bouillon de culture du diplobacille retiré de la vessie d'une de nos malades, 10 cc. d'eau du Rhône stérilisée ; cette eau est laissée, dans le laboratoire, exposée à la température ambiante. Trois jours après on ensemence quelques gouttes de cette eau dans du bouillon peptonisé et le lendemain on constate que ce bouillon est très évidemment fertile.

Le 4 juillet suivant on renouvelle la même expérience avec le diplobacille provenant d'une culture sporifère de la pomme de terre. Le bouillon contenant cet élément est ensemencé dans de l'eau stérilisée, et 48 heures après, le liquide a une apparence légèrement laiteuse ; il est manifestement trouble et le microscope permet d'y reconnaître une grande quantité de diplobacilles, dont quelques-uns paraissent entourés d'une mince capsule et animés de mouvements très vifs. Le même jour cette eau est ensemencée en tubes d'Esmarch : trois jours après, la gélatine présente une quantité énorme de petites colonies blanches. Malheureusement la température élevée du laboratoire ayant provoqué la liquéfaction de la gélatine, on n'a pu poursuivre l'étude de la structure morphologique de ces colonies. Par contre, sur agar, la colonie s'est merveilleusement déve-

loppée : dès le surlendemain de l'ensemencement
on pouvait voir, de chaque côté de la ligne de
la strie, une culture blanche, mince, transparente, très étendue et constituée par des diplobacilles caractéristiques. Fait bien remarquable :
l'eau ensemencée avec le diplobacille conserva
ses microbes vivants pendant de longues semaines. Au mois de septembre suivant, le tube ensemencé en juillet, contenait encore des diplobacilles animés de mouvements très accentués ;
sans doute , leur virulence était sensiblement
atténuée, mais on a pu encore en injecter à des
lapins quelques centimètres cubes et déterminer
chez eux des accidents suffisamment marqués.

Il est un autre fait bien intéressant à rapprocher de ces constatations primordiales : c'est la
présence, dans certaines eaux, de diplobactéries très analogues à celles que nous avons
décrites.

En 1889, Muri constatait dans les eaux des
canaux de Berlin une diplobactérie encapsulée,
très nettement pathogène pour le lapin. Je
vous rappellerai aussi que le 26 décembre de la
même année, Jollès, à Vienne, décrivait dans les
eaux du Danube un diplobacille ayant l'apparence morphologique de l'organisme qu'il avait
constaté dans l'urine d'un de ses malades affectés
de grippe. D'un autre côté , nous avons pu
mettre en évidence, avec l'aide obligeante de

M. Gabriel Roux, dans des eaux recueillies en tubes stérilisés sur les bords de la Moskowa (et cela précisément dans un quartier où la grippe commençait à réapparaître), un diplobacille mobile aussi, souvent groupé en courtes chaînettes et qui, cultivé dans du bouillon-touraillon et injecté dans la circulation veineuse d'un lapin, déterminait des accidents très analogues à ceux que nous avons produits, depuis, en inoculant du bouillon ensemencé avec du sang ou des urines de nos malades atteints de grippe. C'est ainsi que l'injection intraveineuse de 1 centimètre cube de bouillon-touraillon contenant le streptobacille cultivé par M. Roux a produit le lendemain une élévation de·température à 41°1 et une paralysie marquée de tout le côté droit; l'animal rendait du sang par les naseaux. Mais dès le même soir il mange mieux, si bien que trois jours après il est complètement revenu à la santé.

Loin de nous la pensée d'affirmer encore l'identité des éléments diplobacillaires que nous venons de vous indiquer avec ceux que nous avons signalés dans la grippe. Nous nous contenterons pour le moment de vous signaler ces analogies de formes, ces analogies d'action pathogène chez le lapin, et de rappeler parallèlement que le microorganisme de nos grippés conserve dans l'eau plusieurs mois sa vitalité. Dans ces conditions, il ne nous est pas défendu de faire cette hypothèse, provisoirement du moins, que l'élément spécifique de la grippe peut compter l'eau au nombre de ses habitants. Reste à nous demander si les faits étiologiques communs que nous connaissons sur la propagation de la grippe sont susceptibles de s'adapter à cette hypothèse. Les données que nous avons recueillies personnellement à cet égard ne nous semblent pas incompatibles avec cette manière de voir.

Et d'abord, nous avons quelques raisons de penser que le microorganisme de la grippe peut être introduit dans l'économie vivante par l'eau de l'alimentation. Nous n'en voulons pour preuve que ce qui s'est passé lors de l'épidémie de 1889-90 en Russie, à la résidence de Gatchina, alimentée par les eaux de Tzarskoie-Selo, dont la pureté est proverbiale, puisque les microorganismes y ensemencés ne se développent pas et qu'il nous a été donné de rapporter en tubes stérilisés des échantillons de cette eau qui, un mois après le retour en France, ne donnèrent lieu à aucune colonie par ensemencement sur gélatine. Or, on sait qu'il n'y eut pas un cas de grippe à Gatchina, jusqu'au jour où la maladie y fut apportée par un des grands personnages de la Cour (Zdekauer). C'est aussi à cette pureté si remarquable des eaux de Tzarskoie que l'Ambassade de France dût sans doute son immunité absolue pendant le cours de l'épidémie, alors que les palais environnants étaient largement visités par l'influenza. Tout le monde à l'ambassade usait, comme eau de boisson, d'eau envoyée directement de Tzarskoie, et personne, ni dans la famille de l'ambassadeur ni dans le personnel subalterne de l'ambassade ne contracta l'influenza.

Autre fait constaté à Moscou et dont nous pouvons affirmer toute la valeur : la plupart des grandes usines et fabriques de Moscou ont payé à la grippe un large tribut ; une d'elles même, située près de la Porte-Rouge et appartenant à un industriel français a dû être fermée, faute d'ouvriers valides pour y continuer le travail quotidien. Parmi les usines, toutefois, il en est une, où le travail ne fut pas interrompu un instant et où 20 ouvriers à peine sur 200 furent atteints de grippe. Cette usine cependant est construite non loin de la Yaouza, dans un des quartiers qui fut le moins épargné. Nous ne voyons comme interprétation rationnelle de cette remarquable immunité, que ce fait dûment établi que, toutes les usines où la grippe a fait des ravages, recevaient leurs eaux d'alimentation de la canalisation de la ville, où nous avons compté un mois après la prise d'eau 19,250,000 germes par litre, tandis que l'usine de la société de filature de Schappe, dont les ouvriers d'ailleurs sont internés, tirait son eau d'un puits artésien dont l'eau très pure et très fraîche ne contenait que 60,000 germes par litre d'eau transportée. Il n'y eût d'ailleurs pas un malade dans l'usine jusqu'au jour, où l'un des contremaîtres habitant la ville et buvant par conséquent l'eau de la canalisation générale ait contracté lui-même la grippe et l'ait apportée à l'intérieur de l'établissement.

Nous n'avons donc aucune répugnance à admettre que ce microorganisme de la grippe est susceptible de vivre dans l'eau, qu'il est capable d'y trouver, à certaines époques, des conditions de milieu qui exaltent sa virulence, qui le rendent propre, une fois introduit dans les voies digestives, à infecter tout l'organisme. Cette façon d'envisager les choses expliquerait aisément la rapidité d'extension et la diffusibilité de la grippe. D'autant mieux que l'eau et les agents infectieux qu'elle charrie peuvent trouver en dehors des voies digestives d'autres portes de pénétration. Ainsi la vapeur d'eau qui sature parfois l'atmosphère doit servir, dans maintes circonstances, à conduire les germes pathogènes sur la muqueuse respiratoire et en faciliter l'absorption.

Au cours de notre enquête sur la marche de l'épidémie de 1890 à Saint-Pétersbourg, nous avons été frappé de ce fait que les premiers foyers dûment constatés s'étaient développés au bord de la Néva (quartier de Vasili), et au bord de la Moïka (caserne de la marine), précisément

dans les points où l'eau presque stagnante contenait une énorme quantité de germes. C'est encore
sur les rives des cours d'eau que la grippe a fait
à Moscou sa première apparition et nous mettons
sous vos yeux un plan de cette ville, où la mortalité par fait de grippe est signalée par chaque
quartier respectif. Il vous est facile de constater
que, c'est au bord de la Moscowa, au bord de la
Yaouza que la grippe paraît bien s'être développée
d'abord et avoir causé les plus sérieux ravages.
De même à Varsovie, sur les bords de la Vistule;
de même enfin pour Kiew, où la grippe a fait
son apparition première dans le quartier de Padel,
sur les bords du Dnieper, ainsi qu'a bien voulu
me le signaler, dans une intéressante note, le
Dr Loetz, professeur à l'Université de Vladimir.

Si je vous cite ces exemples, c'est parce que
ce sont ceux qui me sont le plus familiers. Je
pourrais cependant vous en rapporter d'autres
moins lointains, puisés en quelque sorte dans
notre histoire locale. En étudiant la marche de la
grippe, à Lyon, et dans le 14e corps d'armée, le
Dr Solmon a montré qu'à Annecy, les troupes de
la garnison, logées dans la vieille ville « aux rues
étroites et sombres parcourues par les thiaux du
lac » ont été particulièrement atteintes par l'influenza. De même pour les casernes de l'infante-
rie, installées plus près du lac que les casernes

des chasseurs. Mêmes observations ont été faites pour le 52e régiment de ligne, caserné à Bourgoin, petite ville autrefois très marécageuse et encore sillonnée de sources et de cours d'eau qui ont valu au pays le nom de Terre-Froide.

Or, c'est précisément au moment où l'air était presque saturé d'humidité qu'on a pu voir, dans ces différentes régions, concorder les maxima des diverses poussées épidémiques. Le fait a été noté expressément à Moscou, où le Dr Chnaoubert, dans un diagramme, particulièrement suggestif, nous a montré l'épidémie naissant avec une remarquable augmentation de l'humidité de l'atmosphère, et cette humidité restant à 95-98 du cent, pendant toute la durée de l'évolution épidémique.

A Varsovie, l'observation est encore plus concluante, car elle présente, à la fois, la valeur d'une expérience et d'une contre-expérience. A Varsovie, en effet, la grippe a fait deux poussées successives, interrompues par une période d'accalmie assez longue, et les recrudescences épidémiques ont coïncidé régulièrement avec une augmentation très nette de l'humidité de l'atmosphère et, nous pouvons ajouter, avec une dépression très prononcée du baromètre.

Grâce aux minutieuses recherches du Dr Solmon, des faits de même nature ont été constatés dans la région lyonnaise. Les beaux diagrammes que vous trouverez dans son intéressant travail

pourront facilement vous convaincre. Vous y verrez la grippe débutant fin de décembre avec un
état hygrométrique ne descendant jamais au-
dessous de 80 ; vous verrez cet état d'humidité de
l'air atteignant presque la saturation au moment
où la mortalité générale est maxima ; vous le verrez enfin descendre au-dessous de 60, lorsque l'épidémie commencera à décliner. Et j'insiste d'autant
plus volontiers sur ces faits qu'on a cherché à
opposer les résultats auxquels nous sommes arrivé
avec ceux qui ont été publiés par M. L. Masson, dans un remarquable mémoire lu à la Société
de Médecine publique, au mois de mai 1891 (1).

Dans ce mémoire, on se le rappelle, M. Masson
insiste spécialement sur les oscillations en +
de la pression barométrique qui semblent à Paris,
comme dans le reste de la France, avoir marqué
le début de la grande épidémie de 1889-90. Tandis
qu'à Paris la moyenne des pressions barométriques
est en général de 755ᵐᵐ, M. Masson fait remarquer
que cette moyenne dans le mois de novembre 1889,
n'a jamais été inférieure à 760ᵐᵐ. Le baromètre
a même marqué le chiffre exceptionnel de 779ᵐᵐ8
le 20 novembre, jour où l'épidémie de grippe à
Paris subissait son mouvement d'expansion le plus

(1) Consulter aussi à cet égard l'intéressant travail de A.-J. Martin,
publié dans la *Gazette hebdomadaire* de juin 1891.

important. Mais en y regardant de près, ces contradictions sont peut-être plus apparentes que
réelles. Ce qui importe le plus à notre sens, dans
cette étude de l'influence des pressions barométriques, ce n'est point tant leur valeur absolue, en
+ ou en —, que les oscillations brusques et
les grands écarts qui peuvent modifier l'intensité
et la direction des courants atmosphériques.

C'est ainsi qu'en considérant les courbes mêmes
de M. Masson, on peut voir très nettement une
dépression de 15^{mm}, notée pour la dernière semaine
de novembre, dépression qui à notre sens n'a peut-
être pas été étrangère à la brusque diffusion des
germes pathogènes pour la ville de Paris. La même
remarque peut s'appliquer à la ville de Vienne
où, si le baromètre a atteint, il est vrai, dans la
3e semaine de novembre, le chiffre très élevé de
775^{mm}, une dépression brusque de près de 20^{mm}
s'est montrée dans la semaine suivante, celle précisément qui a précédé le développement de l'épidémie dans cette seconde capitale.

Mais ce n'est là qu'un point secondaire et le fait
qui nous a bien plus frappé dans les investigations
de M. Masson et pour lequel nos recherches alors
sont absolument concordantes, c'est la grande
humidité de l'air qui a été constatée à Paris pendant toute l'évolution épidémique; ce phénomène
est d'autant plus important à noter que pendant
ce temps la quantité de pluie tombée a été très

au-dessous de la moyenne. Voici d'ailleurs les chiffres rapportés par M. Masson.

Il tombe généralement par année moyenne à Paris 0^{m}567 de pluie. Or, pendant l'année 1889-90, de juin à juin, c'est à peine s'il en est tombé 0^{m}488 et pendant toute la durée de l'épidémie cette pénurie d'eau pluviale a été particulièrement remarquable (de 0^{m}134 à 0^{m}026 par semaine). Par contre, fait tout à fait insolite, malgré cette faible quantité d'eau tombée, l'humidité de l'air a été rarement plus prononcée, puisqu'à l'apogée de l'épidémie, l'hygromètre dépassait 80°. A cet égard, les faits constatés par M. Masson à Paris présentent avec nos observations personnelles une très intéressante analogie. Ils ne sont donc point contradictoires avec l'interprétation que nous avons proposée ailleurs et qui consistait à expliquer la grande diffusibilité des poussées épidémiques par la dissémination, à l'aide de la vapeur d'eau contenue dans l'atmosphère et provenant en partie de l'eau vaporisée au bord des fleuves, des éléments spécifiques qui, nous venons de le voir, sont susceptibles de conserver dans l'eau, et pendant longtemps, une grande vitalité.

En résumé, foyers de prédilection au bord des cours d'eau et dans les endroits humides, grande humidité de l'atmosphère touchant presque à la saturation pendant toute la durée de l'épidémie de grippe, ensemencement facile, dans l'eau, des microorganismes constatés par nous dans la grippe, découverte dans certaines eaux de microorganismes ayant avec les nôtres d'assez étroites ressemblances, immunité enfin pour les personnes ne faisant usage que d'une eau d'alimentation très pure, tels sont les faits que nous avons pensé devoir rapprocher et dont l'ensemble constitue sinon une preuve formelle, tout au moins une prévision suffisante pour supposer que l'eau joue un rôle d'une certaine importance dans la dissémination de l'infection grippale.

Mais les considérations sur lesquelles nous venons de nous étendre ne visent qu'une des sources de la transmission grippale : son origine infectieuse. La grippe est encore une maladie contagieuse. Cette notion est assurément nouvelle, car il y a quelques années, on peut même ajouter quelques mois à peine, les meilleurs esprits (Ch. Bouchard, Collin, Furbringer, par exemple), ne considéraient pas que la grippe fût transmissible d'homme à homme. J'étais donc autorisé, il y a deux ans, à vous enseigner de mon côté, que la transmission humaine de la grippe, malgré les observations de Peter et de Hamilton, était fort discutable et à compter parmi les caractères différentiels de la grippe et de la dengue la contagiosité de cette dernière, la non contagiosité de la grippe. Nous sommes

tous revenus de ces prévisions premières, la contagiosité de la grippe est aujourd'hui universelle-
ment acceptée. Un des premiers exemples de cette
transmission humaine a même été fourni par M. le
professeur Bouchard (1).

On se rappelle cette intéressante histoire de ce
malade de Montbéliard venu passer quelques
heures à Paris et rentrant encore bien portant
dans cette petite ville, où l'influenza n'a encore
touché personne. Trois jours après son retour, la
grippe éclate, et il devient le point de départ
d'une poussée épidémique. Vous connaissez encore le fait classique rapporté par notre collègue,
le professeur Grasset (2), de ce malade de Frontignan qui rentrait de Paris le 15 décembre, ayant
contracté en route les premiers symptômes de la
grippe, et qui invita, dès son arrivée, dix de ses
amis « à venir le surlendemain savourer chez lui
les provisions apportées de la capitale ». Le 19,
sur dix convives, cinq sont atteints à l.ur tour,
dont le médecin de la famille et le premier employé de la maison.

Le 18 décembre, le maître de maison revient à
son bureau qu'il avait abandonné pour quelques
jours. Le 21, le deuxième employé qui n'avait pas
été invité aux agapes de son patron et habite le

(1) Bouchard, Ch. Sur la contagiosité de la grippe. *Bull. de
l'Acad. de Méd.*, 1890, n° 4.
(2) Grasset, J. Leçons sur la grippe, Montpellier, 1891.

petit village de Vic, à 4 kilomètres de Frontignan, tombe lui-même malade : il contamine sa
propre mère et transmet successivement l'influenza à cinq habitants du village, alors qu'auparavant aucun cas de grippe n'avait été constaté,
pas plus à Vic qu'à Frontignan.

De même encore l'observation très probante
concernant le steamer *le Saint-Germain*, faisant
escale à Santander, n'ayant pas un malade à bord
et embarquant dans cette ville deux grippés qui
ne tardent pas à transmettre quelques jours après
la grippe à tout l'équipage et à la grande majorité
des passagers. Aujourd'hui les faits analogues
foisonnent en quelque sorte; il n'est pas de médecin qui ne soit à même, à l'heure actuelle, de citer
un ou plusieurs exemples typiques à l'appui de
la contagiosité de la grippe. Un des plus intéressants, à notre avis, est l'histoire de l'épidémie du
palais de Gatchina que nous avons rapportée sur
le témoignage du professeur Zdekauer, président
du Conseil supérieur de santé russe et concernant
ce grand personnage qui, au retour des manœu-
vres militaires de Saint-Pétersbourg, fut pris
subitement des premiers accidents de la grippe
dans sa résidence jusque-là absolument indemne
et qui transmit rapidement la maladie aux principaux membres de sa famille, et à un certain
nombre de ceux qui vinrent lui rendre visite.

Parmi les faits qui nous sont personnels, je

puis vous citer les observations dont j'ai été témoin dans mon service où je pus voir, au mois de
mars dernier, plus de dix cas de grippe inté-
rieurs se développer chez mes malades, par simple relation de voisinage, et le fait suivant qui me
touche de plus près encore, puisque j'en fus personnellement victime. C'est en effet, au début de la
deuxième moitié de décembre 1889 que l'influenza
fit réellement son apparition à Lyon ; nous en
connaissions encore mal les allures cliniques, et
le 23 décembre au soir je m'attardais à examiner
un érythème scarlatiniforme intense qui venait de
se développer chez une jeune malade de ma connaissance et dont la généralisation, rapprochée
d'une angine pultacée très nette et d'une élévation
énorme de température (41°), pouvait donner le
change avec une fièvre scarlatine typique. Malheureusement pour ce dernier diagnostic, la malade
avait eu une scarlatine indiscutable deux années
auparavant et il était bien difficile d'admettre
une récidive dans un laps de temps aussi court.
C'est alors qu'en interrogeant avec soin, j'appris que son père rentré de Paris depuis deux
jours, avait eu quelque chose d'analogue et qu'il
avait été retenu cinq jours au Grand-Hôtel par
des accès fébriles intenses avec rougeur diffuse de
la peau du visage et du tronc ; je songeai alors à
la maladie encore indécise dont on avait parlé
pour les employés du Louvre et de l'Hôtel des

Postes et je formulai timidement le diagnostic de
grippe. L'avenir ne tarda pas de me donner raison,
car deux jours ne s'étaient pas écoulés que je pré-
sentais moi-même les mêmes accidents avec érythème tout spécialement localisé au niveau du
poignet et de la face dorsale des mains, érythème
desquamant, dont la netteté me fit un moment
penser à la possibilité d'une attaque de dengue.

Faut-il vous citer d'autres exemples ? Je les
emprunte à la thèse du Dʳ Solmon et au mémoire
de M. le professeur agrégé Antony (1), sur l'épidémiologie de la grippe. Le 21 décembre 1889 se
donnait une soirée dans la famille d'un Saint-Cy-
rien encore souffrant des suites de l'influenza. Le
soir même sept des invités sortent de la maison
en possession de la grippe ; un mal de tête
violent avait averti la plupart de ces malades,
avant la fin même de la soirée, de cette invasion morbide. Le Dʳ Mandoul rapporte de la
façon suivante les débuts de l'épidémie de
grippe qui frappa le 12ᵉ bataillon de forte-
resse, à Briançon, bataillon détaché et caserné
au fort des Têtes. Deux artilleurs, préalablement
casernés à Paris, à l'Ecole militaire, où la grippe
sévissait déjà avec intensité, arrivent à Briançon
le 18 décembre avec un peu de bronchite. Le

(1) Antony, F. La Grippe au point de vue épidémiologique, *Arch.
de méd. et de pharm. milit.*, 1890, nº 11.

22 décembre, cinq jours après, trois cas de grippe éclatent dans la chambre même où sont couchés ces artilleurs. Le 27 décembre l'épidémie est généralisée à toutes les batteries qui occupent le fort des Têtes.

On pourrait multiplier indéfiniment ces exemples, mais nous n'en connaissons pas de plus démonstratif que cette constatation si nette indiquée par Parsons (1), de l'immunité absolue des gardiens des phares maritimes, immunité dont on peut rapprocher le tribut à peu près nul, payé à l'épidémie, par certains couvents cloîtrés (celui de Charlottenbourg par exemple), dont plusieurs personnes compétentes, Hirsch principalement, ont constaté, à Berlin, le parfait état sanitaire durant toute l'épidémie de 1889-1890.

Mais la grippe ne se transmet pas seulement d'homme à homme. La contamination peut se faire encore par les choses et avoir pour intermédiaire des objets sortant de chez les grippés ou même des colis expédiés des pays contaminés. Je n'en veux pour preuve que l'observation rapportée par Danguy des Déserts concernant le vaisseau-école *la Bretagne,* où la grippe fut apportée le 16 décembre par un des officiers du

(1) Parsons. *Report to the Local Government board on the influenza épidémie of 1889-90*, London, 1891.

bord qui avait été atteint personnellement deux jours auparavant, après avoir déballé lui-même deux grandes boîtes qui lui avaient été expédiées le 11 décembre de Paris par la maison Potin. Cet exemple, dont la valeur au point de vue de la doctrine de la contagion médiate de la grippe n'est généralement pas contestée, est un argument de plus en faveur de la contagion directe, puisque jusqu'au 14 décembre, la *Bretagne* étant isolée et absolument indemne de tout cas morbide, ne vit l'épidémie naître et se propager qu'à partir du jour où l'influenza y fut apportée. par l'officier dont il vient d'être question.

Au congrès de l'Association française (session de Limoges 1890), nous avons entendu le Dr Brémond raconter qu'il avait contracté lui-même la grippe à Bombay, un jour ou deux après avoir dépouillé le courrier et les journaux qui lui étaient adressés de Paris, où l'épidémie battait alors son plein.

Quel que soit d'ailleurs le mode invoqué pour la transmission, il est incontestable que la grippe suit dans ses voies de propagation des règles en quelque sorte fixes. On ne saurait dire aujourd'hui qu'elle obéit aux caprices des vents, frappant d'ici, de là, au hasard, et atteignant à la fois et quasi à la même heure les régions les plus lointaines, sans apparence de relation réciproque. La vitesse de la transmission de la grippe est

subordonnée à la rapidité des transactions humaines. Elle met deux mois pour gagner Chris-
tiania, après avoir touché Stockholm, tandis
qu'elle ne met que quelques jours pour franchir
la distance qui sépare Saint-Pétersbourg de
Paris. Ces faits ressortent de toute évidence de
la lecture des plans dressés par le professeur
Janson de Saint-Pétersbourg. Dans ces plans
dont je fais passer sous vos yeux un intéressant
spécimen, il est facile de voir cette marche de la
grippe à travers les principales contrées de l'Europe : marche rapide, entre les grandes capitales
que relient les trains exprès; marche lente, dans
les contrées du Nord, la Suède et Norvège, par
exemple, où le fléau est obligé en quelque sorte
de traverser les chaînes de montagnes. Mais il
est un autre fait que les cartes de M. Janson
contribuent à mettre particulièrement en relief,
c'est l'expansion en rayon de l'influenza, autour
de ces foyers primitifs de développement. C'est
ainsi, par exemple, que l'on peut voir l'influenza ayant apparu la même semaine à Paris,
à Vienne, à Kiel, à Copenhague se répandre en
rayonnant de ces différents centres, de telle sorte
que les cas développés autour de Paris ou de
Vienne forment des véritables traînées épidémiques allant à la rencontre les unes des autres.

Ce que le professeur Janson a fait pour les
grandes villes de l'Europe, le Dr von Coler, di-

recteur du service sanitaire au ministère de la
guerre de l'empire allemand, l'a répété pour les
villes et les garnisons de l'Allemagne, où cette
expansion rayonnante autour des foyers primitifs
a été aussi presque constamment notée. Si j'insiste sur ces faits, qui intéressent plus la géogra-
phie médicale de la grippe que son étiologie
directe, c'est que j'y trouve une preuve de plus en
faveur de la contagiosité de la maladie.

Mais il ne nous suffit pas de connaître ces points
essentiels de l'étiologie de la grippe, sur lesquels
nous avons insisté jusqu'à présent . Il est fort important sans doute, de savoir que la grippe relève
très vraisemblablement de l'action d'un germe
pathogène spécifique; que ce germe, cultivable
dans l'eau, est susceptible de se transmettre à
l'homme par l'intermédiaire de son eau d'alimentation ou par la vapeur d'eau diffusée à travers
l'atmosphère, sous l'influence des grandes variations de la pression barométrique; de savoir enfin,
que si la grippe est une maladie infectieuse, elle
est aussi une affection contagieuse pouvant se
transmettre de l'homme à l'homme, soit directement, soit par l'intermédiaire d'objets contaminés
et que, à cet égard, elle suit, pour se diffuser, les
grandes voies de communications internationales.
Il est une question d'ordre plus élevé et que nous
devons nous poser maintenant; quelles sont les

règles, les lois qui président à cette diffusion épidémique? Pourquoi, enfin, la grippe existant dans
certaines régions, à l'état sporadique ou endémi-
que, sort-elle de son foyer primitif pour gagner des
régions jusque là ignorées d'elle, pour constituer
alors de véritables pandémies? C'est un fait bien
remarquable, en effet, que de voir à certaines
époques ou dans certaines contrées, la grippe res-
ter à l'état de foyers isolés et n'avoir aucune tendance à se répandre au dehors; ainsi que cela d'ailleurs vient de s'observer cette année en France,
où nous avons eu un certain nombre de petites
épidémies locales n'ayant aucune tendance à la
généralisation. Or, comment expliquer d'abord
l'existence de ces foyers sporadiques, et ensuite la
transformation de ces foyers de grippe isolés en
véritables épidémies? Car c'est une opinion que
je dois vous signaler et qui a été soutenue avec
talent par M. le professeur Kelsch (1), que la
grippe existe toujours à l'état de petits foyers
isolés; pour prendre les caractères épidémiques,
il n'est point besoin d'une importation nouvelle.

Il s'agit toujours, pour le savant professeur du
Val-de-Grâce, d'une transformation *in situ*, toute
locale, d'un foyer d'endémie en foyer d'épidémie,
simple question de plus grande activité et de viru-

(1) Kelsch et Antony. La Grippe dans l'armée française en 1889-90.
Arch. de méd. et de pharm. milit., 1891, nᵒˢ 8-10.

lence exaltée des germes spécifiques. Sans doute,
pareille opinion est soutenable, et en y regardant
de près il n'est point irrationnel d'admettre que la
grippe existe en France, comme en Russie, à l'état
sporadique. En Russie, la chose n'est pas douteuse : nous avons constaté le fait nous-même et
nous avons contribué à mettre en lumière cette
notion très importante de l'endémicité de la grippe
dans les grandes villes, comme Saint-Pétersbourg,
Moscou, Varsovie. Pourquoi n'en serait-il pas de
même chez nous ? Je suis persuadé, quant à moi,
qu'au cas où une colonne spéciale serait réservée
à l'influenza, dans nos tables officielles de la mor-
bidité, on ne tarderait pas d'y voir inscrire régulièrement un nombre fort respectable de cas de
grippe nettement constatés, ainsi que la chose
s'observe dans les hôpitaux de Moscou et de Saint-
Pétersbourg, l'influenza comptant parmi les affections contagieuses que les médecins sanitaires
sont chargés en Russie de signaler à la direction
centrale au ministère de l'intérieur.

Mais que le germe pathogène existe régulièrement dans ces zones d'endémicité, ou qu'il ait été
importé de nouveau, peu importe ; ce qu'il serait
essentiel de bien connaître, ce sont les raisons
profondes et restées mystérieuses jusqu'ici, qui
augmentent la virulence et la diffusibilité des
germes spécifiques.

Nous connaissons très mal ces conditions générales qui peuvent augmenter la virulence de l'agent infectieux. Il est permis cependant de soupçonner l'action modificatrice de certains agents extérieurs, comme la température ambiante. Le froid, sans doute, doit agir profondément sur la vitalité des germes pathogènes.

N'est-ce pas, en effet, le jour où la Néva fut complètement congelée, qu'on vit l'épidémie d'influenza décroître brusquement à Saint-Pétersbourg ? C'est aussi l'apparition des grands froids qui marqua à Moscou le déclin de l'épidémie. Mais les températures élevées doivent agir dans le même sens et troubler profondément la vitalité des germes morbides. C'est ainsi, d'ailleurs, que nous pensons devoir expliquer le fait dont nous avons été témoin l'année dernière au mois de juin : Sous l'influence de 48 heures de fortes chaleurs, toutes nos cultures jusque-là très virulentes perdirent presque complètement leurs propriétés pathogènes et nous fûmes obligés d'en injecter des quantités doubles, triples, sans obtenir les accidents que nous avions l'habitude de provoquer.

Je ne reviendrai pas sur les variations de la pression barométrique et sur les degrés de l'humidité de l'air qui nous ont longtemps retenus et dont l'influence même nous paraît avoir été mise suffisamment en évidence. Mais je tiens à vous

signaler tout particulièrement un nouveau fait
bien propre à révéler cette action modificatrice
des milieux extérieurs, c'est les perturbations
profondes qui ont été constatées du côté des
grands fleuves en Russie, pendant la durée de la
dernière épidémie de grippe. Déjà le professeur
Poeh avait montré qu'au moment où l'épidémie
était à son maximum, la quantité des matières
organiques contenues dans les eaux de la Néva
avait augmenté presque d'un quart (13,29 au lieu
de 10,47 p. 100,000 parties d'eau qu'elle contenait en septembre de la même année). Mais le
fait le plus remarquable assurément, est celui qui
ressort des examens bactériologiques du Dr Odo
Bujwid, examens nous montrant les eaux de la
Vistule contenant 21,100,000 germes par litre au
mois d'octobre 1889, alors que dans les années
précédentes ce chiffre avait varié de 800,000 à
2,100,000 ; puis, à mesure que l'épidémie décroît
et s'éteint, ce chiffre diminue progressivement, si
bien qu'au mois de décembre les eaux de la Vistule recueillies au même niveau (rue Dobra) ne
comptent plus que 135,000 germes par litre.
Enfin, nous pourrions rapprocher encore de ces
notions déjà importantes, et comme preuve à
l'appui des grands bouleversements cosmiques
qui accompagnent les épidémies de grippe, ce fait
mis en lumière par Baboukhine dans les hôpitaux
de Moscou, de l'existence dans les eaux de la

ville d'une quantité inusitée de germes morbides
et de la présence du streptocoque de l'érysipèle
dans l'air des salles des services hospitaliers (1).

Il est difficile assurément de saisir le mécanisme
intime qui rend les grands agents cosmiques plus
favorables à la vitalité des germes morbides. Mais
ce qu'on ne saurait nier, c'est que ces faits expérimentaux que nous venons de rappeler et qui nous
semblent hors de conteste, prouvent tout au moins
l'aptitude spéciale des milieux extérieurs à favo-
riser le développement et la diffusion des germes
pathogènes. L'élément spécifique de la grippe doit
être influencé dans le même sens. Qu'il existe
préalablement ou qu'il ait été transporté par
l'homme dans de semblables milieux, il est probable que c'est à des modifications spéciales sur-
venues dans la constitution ou les propriétés de ces
milieux qu'il trouvera des conditions directes de
sa virulence et de ses facultés d'expansion.

Il suffit d'ailleurs de bien peu de chose pour
constituer cette aptitude des milieux : un orage,
comme dans le cas de Duflocq (2), peut à lui seul
augmenter brusquement la virulence du germe
spécifique, puisqu'on vit, le soir même d'un pareil
bouleversement atmosphérique, 150 personnes
prises de grippe dans le petit bourg de Saint-

---

(1) J. Teissier. L'Influenza en Russie. Rapport de mission 1890.
(2) Duflocq, cité par Widal. *Nouv. Traité de méd.*, p. 807, 1891.

Germain-Beaupré, alors que du 25 décembre au
4 janvier, trois cas d'influenza seulement y
avaient été constatés.

Nous terminerons ici ce que nous avions à vous
rapporter d'intéressant, de nouveau, et j'ajouterai
de personnel, sur ce chapitre de l'origine et la
pathogénie de la grippe sur lesquelles il a été déjà
tant écrit. Si je suis loin d'être complet, c'est
pour ne point m'exposer à des rédites, ni à reproduire les notions en quelque sorte classiques que
vous trouverez dans les recueils qui vous sont
familiers. Nous aborderons donc, sans plus tarder,
la seconde partie de cette étude ; nous passerons
aux enseignements de la clinique

QUATRIÈME LEÇON

(13 novembre 1891)

FORMES CLINIQUES DE LA GRIPPE

SOMMAIRE. — Variabilité extrême des modalités cliniques de la grippe, conséquence probable de la pluralité des associations bactériennes. — Grande
difficulté du diagnostic.
Formes communes : Frissons, brisement des forces, rachialgie, coryza, douleurs oculaires, irritation catarrhale des bronches, caractères de la fièvre,
anurie avec albuminurie légère, constipation, augmentation du volume du
foie et de la rate, etc. — Evolution des accidents, défervescence, rechute.
—Trois modalités principales (Récamier) : 1° forme nerveuse : vertige, grande
dépression des forces ; 2° forme thoracique : angoisse respiratoire, toux
spasmodique, catarrhe purulent d'emblée, mobilité des déterminations pulmonaires (catarrhe grimpant de Chnaoubert) ; 3° forme gastro-intestinale.
Formes rares : 1° Forme pseudo-phymique : fréquence des déterminations
pulmonaires de la grippe sur les sommets (Graves, B. Teissier), avec catarrhe
purulent, crachats nummulaires et températures inverses (B. Teissier). —
Observations personnelles. Confusion possible avec la tuberculose aiguë ou
rapide. —Importance de l'examen bactériologique de l'expectoration : constatation de la diplobactérie pathogène. — Evolution favorable. — Parfois
passage à la pneumonie chronique : autopsies confirmatives.
2° Formes éruptives : A) Grippe scarlatiniforme: sa fréquence ; — Observations personnelles. — Diagnostic différentiel : siège, étendue, caractères de
l'érythème, augmentation plus rapide du volume de la rate, desquamation
restreinte ou absente. B) Forme rubéolique : moins fréquente que la précédente : apparition précoce de l'exanthème, évolution plus rapide. —
c) Forme herpétique : juge souvent les deux autres : herpès confluent en
plaques (type pseudo-membraneux).
3° Forme typhoïde (febris typhosa des Russes). Confirmée par les recherches
bactériologiques et les examens nécroscopiques — Observations cliniques.
— Confusion facile par suite de la présence des taches rosées dans la grippe.
— Eléments essentiels du diagnostic : caractères de l'hypertrophie splénique, développement précoce, courte durée. Evolution typique du cycle
fébrile. Différence des courbes thermométriques.
4° Formes larvées : type urémique, syncopal, angineux, péritonéal, mélan-
colique, intermittences cardiaques. Confusion d'autant plus facile que la
grippe peut être apyrétique. — Vues de Botkine et de son école sur les
infections à forme indéterminée. Elles doivent être rattachées à l'affection
régnante dominante. —Importance de cette notion au point de vue thérapeutique.

Nous avons jusqu'ici consacré tous nos efforts
à la démonstration de cette idée que la grippe est

une maladie infectieuse, contagieuse et spécifique. Il semblerait donc qu'à ce titre de maladie spécifique, la grippe dût avoir toujours un masque symptomatique identique à lui-même comme la rougeole, l'érysipèle, la scarlatine même. Il n'en est rien cependant, et les modalités cliniques de l'influenza sont infiniment variées. Cette diversité dans l'expression symptomatique de la maladie tient vraisemblablement à la fréquence et à la pluralité des associations bactériennes, qu'on y rencontre; car, s'il est vrai que nous croyons avoir isolé un élément spécifique qui a lui-même des qualités pyogènes, qui même est capable de créer des déterminations pneumoniques, nous avons bien eu soin de vous montrer cet élément ouvrant la porte à tous les microbes vulgaires, et nous avons ajouté, adoptant en cela les vues de Weichselbaum, que c'était à la prédominance de telle ou telle espèce bactérienne qu'il fallait attribuer la prédominance de telle ou telle forme clinique de l'influenza dans les différentes contrées de l'Europe, ou même dans les différentes régions de la même contrée.

Quoi qu'il en soit, ce qui nous importe de bien savoir, pour nous médecins, c'est que le diagnostic de la grippe est souvent d'une difficulté extrême, empruntant parfois l'aspect symptomatique d'affections qui lui paraissent de prime abord absolument étrangères. La grippe, véritable Protée, s'offre à nos yeux sous des allures étranges, au milieu desquelles il faut savoir la dépister, si l'on ne veut pas s'exposer à de douloureux mécomptes.

L'étude systématique des différentes modalités suivant lesquelles l'influenza peut se présenter à nous, nous paraît donc d'une grande utilité pratique et nous nous proposons de nous étendre avec quelques développements sur les faits d'un diagnostic particulièrement délicat.

Nous rappelerons d'abord en quelques mots les principaux caractères des formes les plus communes de la grippe, afin de pouvoir les opposer plus tard aux formes anormales ou larvées, dont nous avons l'intention de nous occuper plus particulièrement.

1° FORMES COMMUNES. — Ici, le début est généralement brusque. Il s'annonce par un grand frisson ou bien par une série de petits frissons répétés. Il y a du brisement général des forces, une courbature plus ou moins marquée, de la rachialgie avec douleurs vives, dans les cuisses principalement. Le coryza est de règle, accompagné ou non de larmoiement, parfois, mais plus rarement, d'épistaxis. Les globes oculaires sont sensibles à la pression, la céphalée est vive. Mais ce qui frappe avant tout, c'est l'intensité des phénomènes généraux, qu'on peut opposer dès le début, au peu d'importance des déterminations locales. En effet

c'est à peine si à ce moment on peut constater un
léger degré de rougeur de la gorge, ou un peu
d'irritation catarrhale du côté des bronches. Et
cependant la fièvre, qui s'est déclarée dès la première heure, est déjà vive, le thermomètre marquant d'emblée et souvent 39°5 et 40°. Les fonc-
tions urinaires sont aussi profondément troublées,
et cela d'une façon précoce, car c'est un fait bien
remarquable que, dès les premières heures de
l'invasion grippale, il existe une disposition très
marquée à l'anurie. Bien des malades ne rendent
pas en 36 heures plus de 300 grammes d'une urine
concentrée, légèrement rosée, d'aspect de lavure
de chair ; assez fréquemment cette urine contient
un peu d'albumine. La constipation est très prononcée. En même temps, si l'on explore la région
du foie et de la rate, on peut constater aisément
que le bord inférieur du foie dépasse notablement
le rebord des fausses côtes et se montre sensible à
la pression ; la matité de la rate, de son côté, est
manifestement accrue, tous signes qui répondent
à la notion d'un état incontestablement infectieux.

Les choses restent dans l'état parfois seulement
deux ou trois jours ; puis les urines commencent
à devenir plus abondantes, l'albumine disparaît
si elle existe, la constipation cesse, la rate n'est
plus sensible à la percussion ; il se manifeste alors
quelques phénomènes de bronchite modérée ou de

catarrhe gastro-intestinal et tout rentre dans l'ordre, à moins qu'une imprudence des malades ne provoque l'apparition d'une rechute grave ou n'entraîne une complication.

Telle est l'évolution la plus commune de la grippe. Mais les choses sont loin de se passer toujours aussi simplement. Parfois un des symptômes que nous n'avons fait qu'indiquer plus haut, devient tellement prédominant qu'il efface en quelque sorte tous les autres, imposant à la maladie des allures toutes spéciales qui justifient les catégorisations auxquelles ont été conduits tous les auteurs appelés à observer des épidémies de grippe. Vous connaissez bien d'ailleurs la vieille classification de Récamier décrivant trois formes de la grippe : la forme nerveuse, la forme pulmonaire et la forme intestinale. Cette division peut être respectée, car elle répond exactement aux enseignements de la clinique.

a) La forme nerveuse correspond aux cas de grippe dépourvus de déterminations locales, à la grippe débutant par des vertiges, avec céphalée plus ou moins intense, vertiges parfois extrêmement pénibles, qui empêchent les malades de s'asseoir sur leur lit, qui peuvent même, comme dans un cas remarquable auquel nous avons fait allusion plus haut, nécessiter le décubitus horizontal sur le plancher de la chambre à coucher, tant est grand et pénible le sentiment de la chute. Ici la fièvre est généralement modérée ; ce qui domine, c'est une dépression physique et morale énorme, avec des myalgies généralisées, que suivent bientôt des sueurs profuses qui contribuent beaucoup à augmenter ce sentiment d'anéantissement profond.

b) *La forme thoracique* englobe les cas où la grippe est caractérisée par une détermination sur l'appareil laryngo-trachéo-bronchique. Ici deux caractères essentiels appartiennent à ces déterminations spéciales. C'est d'abord un état d'angoisse respiratoire, souvent disproportionné lui aussi avec le degré des localisations pulmonaires, mais qui est à cette forme respiratoire ce que le vertige est à la forme nerveuse ; c'est ensuite le caractère franchement spasmodique de l'irritation laryngo-trachéale, fluxion qui se traduit par des accès de toux incessante, avec exacerbations vespérales ou nocturnes, revenant par crises qui jettent les malades dans un grand état de lassitude et qui se jugent par des sueurs et l'expectoration de quelques mucosités filantes ou spumeuses. Celle-ci d'ailleurs ne tarde pas à devenir franchement purulente et ce catarrhe purulent précoce auquel on a donné avec juste raison le nom de *catarrhe purulent d'emblée de la grippe* constitue souvent un des meilleurs signes de diagnostic différentiel.

A ce caractère angoissant et spasmodique des déterminations pulmonaires de la grippe on peut en ajouter un troisième qui a aussi une haute valeur clinique ; c'est la mobilité, mobilité qui avait frappé déjà les anciens historiens de l'influenza, comme Marotte, quand il étudiait l'épidémie de 1837 (1). C'est lui que Chnaoubert (2) de Moscou visait plus particulièrement dans sa description si pittoresque du *catarrhe grimpant* de la grippe. Qui n'a été frappé en effet de voir souvent chez les grippés, et parfois en quelques heures d'intervalle, une fluxion catarrhale limitée au pharynx gagner le larynx et les bronches ou inversement; ou bien encore des phénomènes nets de congestion pulmonaire siégeant d'un côté de la poitrine, s'atténuer ou s'évanouir brusquement, pour se manifester le lendemain du côté opposé ? Ces faits sont particulièrement remarquables, quand ils visent les déterminations pleurales superficielles de la grippe. C'est ici en effet que l'on assiste à cette mutation singulière des phénomènes, nettemant constatés aujourd'hui dans un point limité (souffle, broncho-égophonie, pectoriloquie aphone, submatité, etc.), et disparaissant demain, pour se montrer dans une autre partie de la poitrine, sou-

(1) Marotte : Note sur le traitement de la grippe par le chlorhydrate d'ammoniaque. *Bulletin Ac. méd.*, 1891.

(2) Chnaoubert. La grippe à Moscou, *Medic. Obozr*, n° 2 (en russe).

vent même dans la région la plus éloignée de
l'autre poumon. Marotte a soigneusement enre-
gistré ces phénomènes et les a rappelés dans une
communication récente sur le traitement de la
grippe. Mais nous pensons qu'ils sont indépendants de toute intervention thérapeutique, qu'ils
sont en quelque sorte fonction intégrale de
l'infection grippale. Dans ces formes, la température est généralement plus élevée, il n'est
pas rare d'observer une exacerbation fébrile
coïncidant avec chaque fluxion nouvelle ou chaque déplacement fluxionnaire dans l'appareil
respiratoire.

c) Dans la *forme gastro-intestinale*, la fièvre
est généralement modérée; il est rare que le thermomètre dépasse 39° à 39° 5. Les accidents généraux sont aussi moins accusés que dans les deux
formes précédentes. Il y a toujours du brisement
des forces et un certain degré d'accablement et
des douleurs musculaires ; ce qui domine, ce sont
les symptômes de catarrhe gastro-intestinal
(langue saburrale, vomissements, diarrhée, etc.).
N'était la présence simultanée des deux formes
précédentes attestant l'épidémicité ; n'était aussi
le gonflement du foie et de la rate, attestant l'origine infectieuse des accidents, et la brusquerie de
leur début, on serait tenté de ne voir, dans cette
troisième forme bien plutôt une irritation primi-

tive de l'estomac ou de l'intestin qu'une maladie
générale à détermination gastro-intestinale ayant
pour cause le même germe pathogène que les accidents nerveux ou thoraciques dont il vient d'être
question.

Ce sont là les cas classiques, ceux que nos
prédécesseurs connaissaient bien et sur lesquels
je crois inutile de m'étendre longuement, leur
description détaillée en étant soigneusement faite.
Mais l'épidémie dernière a mis en évidence une
série de faits nouveaux susceptibles de créer des
confusions et d'embarrasser grandement le diagnostic. C'est de ces faits qui me semblent eux
aussi susceptibles de classifications méthodiques
que je tiens à vous entretenir : car il ne s'agit
pas seulement de curiosités cliniques, mais de
faits essentiellement pratiques et d'observation
quasi journalière.

Parmi ces formes il en est de bien nettement
individualisées. Nous nous en occuperons tout
d'abord et nous les décrirons successivement sous
le nom de : 1° formes pseudo-phymiques ; 2° formes
éruptives ; 3° formes typhoïdes. Dans un qua-
trième chapitre nous parlerons de formes non
individualisées ou larvées, formes d'un diagnostic
plus délicat encore et dont l'assimilation ne repose
que sur un certain nombre de présomptions, en
particulier la contemporanéité ou le voisinage de

cas de grippe avérés et l'efficacité plus rapide des moyens thérapeutiques.

2° FORME PSEUDO-PHYMIQUE. — Il y a déjà long-temps que Graves (1), étudiant la symptomatologie des accidents pulmonaires de la grippe, avait remarqué la tendance fréquente des fluxions pulmonaires à se localiser vers les sommets. Il avait insisté surtout sur l'aspect tout particulier de l'expectoration, sur ses dispositions à tourner rapidement vers la purulence, les crachats ayant une allure déchiquetée qui permettrait presque de les assimiler aux crachats nummulaires de la tuberculose. Il y a quelques années, mon père, le professeur B. Teissier, qui observait une épidémie de fièvre catarrhàle à tendance extensive, signalait de son côté la grande fréquence des localisations bronchiques du côté des sommets et la fréquence en pareils cas des températures inverses. Il est aisé de comprendre, qu'en de telles conditions le diagnostic de la grippe devienne particulièrement difficile.

J'ai encore présent à la mémoire un fait qui m'avait profondément frappé, dès les premières années de ma pratique hospitalière, et qui montre combien il peut être délicat de différencier la grippe d'une poussée de tuberculose aiguë. Il

(1) Graves. *Clin. méd.*, traduction de Jaccoud.

s'agissait d'un jeune homme d'une vingtaine d'années, entré dans la salle Saint-Augustin où je
suppléais alors le professeur Bondet.

Le diagnostic de tuberculose aiguë avait été
nettement formulé par plusieurs médecins qui
s'intéressaient au malade : fièvre continue, avec
type inverse régulier, bronchite généralisée avec
prédominance nette aux deux sommets, retentisse-
ment de la voix, exagération des vibrations thoraciques, râles fixes en ce point, expectoration abondante et d'aspect nummulaire, sueurs profuses,
amaigrissement marqué, rien n'y manquait, — et
cependant me souvenant des enseignements de
Graves et des opinions que j'avais souvent entendu
émettre autour de moi, sur les caractères de l'évolution de certaines formes de fièvre catarrhale,
je commençai par formuler un pronostic beaucoup plus réservé et j'émis cette opinion, d'abord
timide, qu'on pouvait avoir affaire à un cas de
grippe. Je me bornais à une thérapeutique très
simple : lait d'ânesse, quinquina, aconit, prépa-
parations reconstituantes, et je ne tardai pas à
avoir la satisfaction de voir ces accidents, en
apparence si redoutables, s'atténuer peu à peu et
le malade, après une convalescence toutefois assez
longue, obtenir une guérison définitive et qui
depuis douze ans ne s'est jamais démentie.

Mais j'ai des exemples plus récents à vous rap-

porter, exemples d'autant plus remarquables que
des accidents étrangers à la grippe ayant permis
un examen nécroscopique, il a été facile de constater l'origine nettement grippale des déterminations pulmonaires, ce que d'ailleurs les examens
bactériologiques, aujourd'hui facilement réali-
sables, avaient permis de soupçonner. Je tiens à
vous raconter en détail une de ces observations
plus particulièrement intéressante.

Plusieurs d'entre vous, sans doute, ont eu
l'occasion de voir au n° 6 de la salle des 3es Femmes, une malade de 50 ans, de forte corpulence et
auprès de qui je m'arrêtais souvent pour ausculter
le sommet droit de sa poitrine, au niveau duquel
on constatait très nettement des phénomènes
cavitaires : matité très accentuée, exagération des
vibrations thoraciques, respiration très soufflante,
presque tubaire, gros râles humides, qui écla-
taient brusquement sous l'oreille, sous l'influence
du moindre effort de toux ; en même temps on
pouvait observer, dans le crachoir de la malade,
une quantité énorme de crachats purulents, fusion-
nés et remplissant en 24 heures la presque totalité
du récipient. Pour tout médecin non prévenu, le
diagnostic ne devait présenter aucun doute ; il
devait s'agir d'une tuberculose à marche rapide
probablement contractée dans le service, car la
malade était à l'Hôtel-Dieu depuis plusieurs
mois, où elle était entrée pour des accidents de

dyspnée urémique, dont on avait eu grand'peine
à triompher.

Toutefois je ne souscrivais qu'à regret à l'idée
de cette tuberculose rapide. J'avais ausculté la
malade à maintes reprises, et je n'avais jamais
rien observé de suspect à ses sommets. Je fis donc
toutes mes réserves jusqu'au jour où l'examen
bactériologique des crachats aurait tranché définitivement la question. Je soupçonnais en effet
la grippe d'être la cause de ces accidents : en
interrogeant la malade avec soin, on arrivait à
lui faire dire que, 5 à 6 jours avant de rendre
ces crachats purulents, elle avait éprouvé de la
courbature avec un grand sentiment de lassitude et des douleurs dans le côté droit. Depuis,
elle avait conservé de la fièvre; toutefois, elle
n'avait pas cru devoir attirer l'attention sur ses
malaises. Mais elle était à proximité de deux
malades affectées de grippe avérée, dont l'une
(nous allons vous en entretenir bientôt) succomba
rapidement avec des accidents d'asthénie grippale progressive.

C'est en tenant compte de ces malaises généraux, du voisinage d'autres malades atteintes de
grippe grave, de l'intensité et de la précocité de
ce catarrhe purulent, survenant chez une femme
qui quelques jours auparavant n'avait aucune détermination thoracique, que nous fûmes conduits
à affirmer le diagnostic de grippe et à formuler

en conséquence un pronostic tout différent de celui qui avait été porté de prime abord.

L'avenir nous donna raison. D'abord l'examen bactériologique des crachats réalisé à quatre reprises différentes et avec toute la minutie possible par le docteur Frenkel fut constamment négatif; jamais on ne put y décéler un seul bacille de Koch. De plus, l'expectoration purulente ne tarda pas à se tarir. Au bout de huit jours elle était remplacée par quelques crachats visqueux ou muqueux. Les signes physiques enfin constatés à l'auscultation et à la percussion s'atténuèrent sensiblement, si bien qu'au bout de quelques semaines la malade, à peu près rétablie, pouvait quitter l'hôpital et aller se placer comme femme de journée.

Elle passa tout l'été hors de l'Hôtel-Dieu, mais elle sollicita à nouveau son admission le 3 novembre suivant, car elle éprouvait des douleurs dans l'épaule et présentait (fait loin d'être exceptionnel dans la grippe) une atrophie marquée du deltoïde du même côté. Nous eûmes alors le loisir de la réexaminer complètement, et voici le résultat de l'auscultation tel qu'il est consigné dans l'observation le jour de l'entrée à l'hôpital : « submatité prononcée au sommet droit dans la fosse susépineuse, craquements humides descendant jusque vers la pointe de l'omoplate, râles de même nature, mais moins nombreux, sous la clavicule; *absence des signes cavitaires.* Un peu de bronchophonie sous la clavicule droite. Toux quinteuse, expectoration modérée, rappelant celle du catarrhe pulmonaire. »

L'examen bactériologique des crachats, refait à ce moment, ne permet pas de constater non plus l'existence des bacilles de Koch et, malgré l'opinion souvent formulée autour de nous, soit par nos assistants, soit par des confrères appelés à examiner la malade, nous maintenons énergiquement le diagnostic de grippe avec localisation au sommet et nous attribuons les phénomènes dont on constate le reliquat à de la pneumonie chronique avec irritation pleurale concomitante, ayant abouti à un certain degré de dilatation des bronches. Les névrites périphériques développées simultanément et ayant abouti à de l'atrophie du deltoïde nous semblaient devoir être imputées aussi à la propagation de la pleurite aux nerfs de l'épaule, ainsi que nous l'avons observé dans plusieurs circonstances.

Les choses en étaient là et nous pensions devoir nous occuper surtout de ces accidents atrophiques que nous combattions par l'électricité, lorsque, le 14 janvier de cette année, la malade présenta brusquement de la fièvre ; elle est prise d'oppression avec cyanose de la face, des râles disséminés apparaissent d'abord dans tout le côté droit de la poitrine, ils se généralisent trois jours après à toute l'étendue du thorax et sont accompagnés d'une expectoration franchement purulente. Le 21 janvier la malade succombe dans une crise d'oppression plus violente, avec grande accélération du pouls.

L'autopsie est faite 24 heures après, en présence de notre distingué collègue des hôpitaux, le docteur Mouisset, qui s'était particulièrement intéressé à la malade. Il est facile de constater d'abord, que la patiente a été emportée par ces accidents de pneumonie bâtarde d'origine grippale, donnant au poumon cet aspect violacé et pseudo-œdémateux que nous avons observé si souvent dans ces dernières épidémies. Mais ce que l'on pouvait voir aussi, c'est que le sommet du poumon droit, que plusieurs étaient tentés de considérer comme presque sûrement tuberculeux, ne présentait pas la moindre trace de lésions tuberculeuses, mais simplement une pneumonie interstitielle très avancée, constituée par de larges travées fibreuses, partant de la plèvre très épaissie et s'étendant jusqu'aux bronches très évidemment dilatées.

Cette observation nous semble absolument digne d'attention, car si elle prouve cette tendance aux localisations du sommet pour les formes thoraciques de la grippe, elle montre bien que ces accidents peuvent simuler à s'y méprendre des lésions tuberculeuses avancées, diagnostic qui, certaine-

ment eût dû être posé dans l'espèce, si l'examen
bactériologique des crachats n'avait suspendu
notre jugement. C'est ce qui, d'ailleurs, a été fait
dans le cas suivant que nous avons plusieurs fois
présenté dans le service, comme un exemple de
tuberculose sénile, contractée par voie de contagion directe.

Vous vous rappelez peut-être, cette petite vieille
femme couchée au n° 34 de notre salle de l'Hôtel-
Dieu, presque en face de la malade dont je viens
de vous retracer l'histoire; elle était là depuis
plusieurs mois, atteinte d'un peu de catarrhe et
d'emphysème, présentant un certain degré d'artériosclérose, et attendant patiente et résignée,
qu'on put disposer pour elle d'un lit dans un
hospice. Elle nous arrêtait rarement, toujours
satisfaite du peu qu'on lui accordait et ne se
plaignant jamais. Le 12 juin, surpris de la voir
tousser d'une façon persistante et la trouvant notablement amaigrie, nous l'auscultons plus soigneusement et constatons à ses deux sommets des
râles humides à grosses bulles et du souffle manifeste; l'expectoration est abondante et franchement purulente. Tout disposé à voir dans ces
lésions des signes d'une tuberculose ultime, nous
engageâmes le stagiaire du service attaché à la
malade, à faire des préparations bactériologiques de ses crachats. A notre grande surprise, ces
crachats ne contenaient pas de bacilles de Koch.

C'est alors que le Dr Frenkel fit lui-même un nouvel examen et constata, dans ces crachats, des diplobacilles à l'état pur, comme dans une véritable culture. Mais les phénomènes d'affaiblissement s'accentuaient de plus en plus et la malade succombait 5 jours après, emportée par l'infection grippale. Comme dans le cas précédent, l'autopsie ne révéla autre chose qu'une congestion œdémateuse intense des deux poumons dont le suc recueilli et cultivé par le Dr Frenkel, donna naissance à des cultures pures de diplobacilles encapsulés.

Je vous en ai dit assez pour vous bien montrer quelles peuvent être, en pareils cas, les difficultés du diagnostic, difficultés aujourd'hui pourtant moins sérieuses qu'il y a quelques dix ans, alors que la recherche du bacille de Koch était encore ignorée. Il est bon de savoir toutefois que, même sans secours du microscope, le diagnostic peut être fait souvent avec une certaine sûreté, et vous serez autorisés à porter un diagnostic de grippe pseudo-phymique, lorsque vous constaterez, plus particulièrement en temps épidémique, des localisations pulmonaires du sommet, à début brusque, à catarrhe purulent précoce, catarrhe se tarissant presque aussi vite qu'il s'est développé, surtout lorsque ces déterminations se sont accompagnées de gonflement passager de la rate et de cette évolution thermique si caractéristique, avec collapsus au milieu du fastigium thermique et tendance à la rechute, sur laquelle nous avons déjà insisté à plusieurs reprises.

Ces accidents pseudo-phymiques disparaissent souvent d'une façon rapide et complète. Mais ils sont susceptibles aussi de laisser après eux des traces durables, telles la pneumonie pleurogène, la sclérose interstitielle chronique avec dilatation des bronches, que nous venons de vous signaler Sans aller jusque-là, on peut observer, pendant deux ou trois mois après ces poussées pulmonaires grippales, un état d'infiltration du parenchyme pulmonaire se traduisant par des râles fixes d'assez gros volume, d'une respiration soufflante, d'un peu de bronchophonie et d'exagération des vibrations thoraciques. Sous l'influence d'une excellente hygiène et d'un traitement approprié, ces phénomènes peuvent disparaître sans retour.

3° FORMES ÉRUPTIVES. — Ces modalités de la grippe sont particulièrement dignes d'intérêt, car elles peuvent, à plus d'un titre, embarrasser considérablement le clinicien. Ce sont elles qui ont favorisé, sans contredit, la confusion de la grippe et de la dengue, au début de l'épidémie de 1889-90. Je ne parle pas ici de certaines éruptions tardives qu'on peut observer dans le décours de la

grippe *(ecthyma, pemphigus, purpura)* et qui rentrent dans le cadre des complications ; je ne vise
que les éruptions précoces, celles de l'invasion
fébrile en quelque sorte, et assez généralisées pour
simuler une fièvre éruptive. Nous en décrirons
trois principales : *a)* l'éruption scarlatiniforme,
b) la forme rubéolique et *c)* la forme herpétique ; cette dernière jugeant quelquefois les deux
autres.

a) Forme scarlatiniforme. C'est la plus fréquente et en même temps la plus délicate à reconnaître, car elle peut, à s'y méprendre, donner le
change avec la fièvre rouge. Vous en jugerez par
les deux observations suivantes :

Le premier cas que j'eus l'occasion d'observer
remonte précisément au 23 décembre 1887. J'y
ai fait allusion déjà en vous parlant plus haut de
la contagion de la grippe ; c'était une jeune fille
de 18 ans qui fut prise brusquement ce même jour
d'un mal de gorge, avec fièvre violente (41 degrés
environ), et qui dès le soir même avait un rach
scarlatin généralisé, comprenant même la face,
avec aspect piqueté comme dans la scarlatine, et
qui était tellement complet qu'il semblait véritablement que la malade eût été plongée dans un bain
coloré. Un exsudat pultacé, blanchâtre recou-
vrait les deux amygdales ; la malade avait vomi.
La première idée fut d'annoncer à la famille la pré-

sence d'une scarlatine. Mais les parents affirmèrent
que deux ans auparavant leur fille avait eu une
éruption tout à fait identique qui avait été traitée
alors comme une scarlatine typique. Je réservai
alors mon diagnostic jusqu'au lendemain. Je
remarquai toutefois que l'éruption présentait quelques anomalies ; elle était accompagnée d'un peu
de tuméfaction de la face, par où d'ailleurs elle
avait débuté ; le piqueté était moins net, les plaques éruptives ne dominaient pas au niveau des
jointures dans le sens de la flexion, il n'y avait pas
de prurit, enfin la rate était grosse, et la malade
accusait un sentiment de brisement profond dans
les jambes, avec une courbature telle qu'on n'a
pas l'habitude de l'observer communément dans la
scarlatine. Du reste, l'évolution des phénomènes
ne tarda pas à faire le diagnostic ; le surlendemain, j'avais moi-même la grippe, avec érythème en plaques du côté des mains, et le
troisième jour de l'éruption scarlatiniforme chez
ma malade apparaissait une poussée d'herpès
sur les lèvres qui jugeait définitivement l'affection.

Au printemps de 1891, je fus témoin d'un fait
pl s frappant encore. Je suis appelé brusquement
à voir un enfant de 16 ans, qui venait de présenter
un accès de fièvre violent et accusait en même
temps un mal de gorge intense, qui préoccupait
sa famille. En effet, la température dépassait

40 degrés, la gorge, sans exsudat il est vrai,
offrait une rougeur intense, et comme sur tout le
corps, y compris la face, on pouvait observer une
rougeur diffuse et légèrement piquetée, j'expri-
mais immédiatement mes craintes au sujet de
l'évolution probable d'une scarlatine : la malade,
toutefois, n'avait pas vomi. Le père, éminemment
intelligent et attentif observateur, me fit remarquer que trois ans auparavant sa fille avait reçu
des soins de notre collègue, le professeur Grasset,
pour une scarlatine avérée qui, il le reconnaissait
d'ailleurs, s'était présentée sous un aspect absolument identique à celui qu'on constatait aujour-
d'hui. Me souvenant alors du fait que je viens de
vous rapporter et tenant compte de l'état de l'épidémicité grippale qui commençait à se réveiller
à Lyon, je portai, bien qu'avec réserve, le diagnostic d'influenza, et j'émis l'opinion que dans
quarante-huit heures on pourrait observer la
rémission complète des accidents, surtout si la
rate, dont je constatais alors l'augmentation de
volume, revenait rapidement à ses dimensions
normales. Les choses évoluèrent ainsi que nous
l'avions prévu.

Mais voici un point qui donne à cette observation un intérêt tout spécial. Une dizaine de jours,
en effet, plus tard, une gouvernante anglaise
chargée de l'éducation des enfants d'une famille
habitant l'étage supérieur, chez des amis, qui

avaient avec les parents de la première malade des relations journalières, est prise brusquement d'angine, avec gonflement de la face et du cou, de rougeur intense de la gorge avec érythème scarlatiniforme extrêmement net autour du cou et de la partie supérieure du tronc. Etant donné l'intensité des phénomènes et les dangers de contagion pour les enfants, je demandai à faire transporter la malade dans mon service de l'Hôtel-Dieu, afin de la tenir en observation. Mais l'administration hospitalière, estimant qu'il y avait lieu de faire transporter la malade dans le service des scarlatines, la fit conduire à la Charité. C'est de là qu'elle nous fut renvoyée quarante-huit heures plus tard avec une éruption d'herpès confluente autour des lèvres, qui jugea d'ailleurs la maladie : l'érythème scarlatiniforme avait complètement disparu. La malade devint dans mon service le point de départ d'une épidémie de grippe qui atteignit une dizaine de malades. Ce fait est bien capable en lui-même de démontrer, d'une façon suffisamment probante la nature vraiment grippale des cas en question. Mais nous pouvons apporter une preuve plus rigoureuse encore, puisque il m'a été donné, dans une de ces circonstances où j'observais la grippe avec érythème scarlatiniforme, de cultiver, après l'avoir isolée dans le sang de la malade, la diplo-bactérie, sur laquelle nous nous sommes longuement étendu plus haut. Ce dernier

fait a été publié en détail dans un autre recueil et
les cultures, qui ont été obtenues avec l'ensemencement des urines de la malade, ont servi à une
série d'expériences et à un grand nombre des inoculations positives que nous avons rapportées plus
haut (1).

Aujourd'hui que nous avons bien observé un
nombre assez respectable de faits de même nature,
nous estimons que le diagnostic peut être tenté
avec un certain degré de certitude. Le début de
l'érythème par la face avec gonflement des téguments et des paupières, l'aspect plus diffus et
moins piqueté de l'éruption, sa généralisation
d'emblée ou sa limitation à quelques parties du
tégument, l'absence fréquente des vomissements
en pareil cas, le gonflement précoce de la rate,
sont des signes qui, pour un observateur attentif,
autorisent parfois le diagnostic de grippe, surtout
si la contagion peut être invoquée. L'absence de
desquamation nette à la suite de ces éruptions
grippales, la disparition, vers le troisième jour, de
l'hypertrophie de la rate, la présence d'un léger
disque albumineux au-dessus du disque des matières colorantes dans les urines, sont des symptômes importants et confirmatifs du diagnostic. Mais
il est vrai que ce sont là des signes d'évolution

(1) Teissier. Gabriel Roux et Pittion. *Nouv. recherches bactériol.
et expérimentales relatives à la pathogénie de la grippe. (In.
Arch. de médecine expér.,* juillet et septembre 1892.)

qu'il faut attendre et si l'on est appelé à se prononcer immédiatement, surtout s'il y a des mesures d'isolement à prescrire, il n'en reste pas
moins certain que l'embarras du médecin peut être
grand.

b) Forme rubéolique. Nous avons eu moins
souvent l'occasion d'observer les éruptions mor-
billeuses de la grippe que les précédentes, et nous
devons reconnaître que lorsqu'elles se sont pré-
sentées à notre observation, elles avaient le masque complet de la rougeole : coryza, larmoiement,
manifestations laryngo-trachéo-bronchiques, érythème morbilleux généralisé, avec larges espaces
de peau saine, etc. Il est bon de noter toutefois
que, dans la grippe, les accidents ont un début
beaucoup plus rapide que dans la rougeole : les
phénomènes éruptifs peuvent se manifester dès les
premiers jours de l'invasion fébrile; le sentiment
de courbature est plus grand, la rate plus volumineuse, enfin les phénomènes ont une évolution
beaucoup plus rapide, ce qui permet, surtout en
temps d'endémicité, de porter presque à coup sûr
le diagnostic.

Quoi qu'il en soit, il est bien vraisemblable que
ces éruptions rubéoliques, comme les précédentes,
ne sont autre chose que des érythèmes toxiques
dus à l'action des produits solubles sécrétés par
les éléments spécifiques de l'influenza.

Dr J. TEISSIER.   7

c) Forme herpétique. Les manifestations herpétiques dans le cours de la grippe sont extrêmement fréquentes. Elles ont été notées par tous les observateurs, particulièrement par les auteurs russes, Ignatiew, Chnaoubert, Bogoiawlenski, Sokolowski, etc. Il s'agit surtout d'herpès labialis, herpès qui peut être précoce ou qui peut, comme dans les observations précédentes, marquer la fin de l'invasion fébrile. Nous n'insisterions pas sur cette complication banale, si, dans bien des circonstances, ces poussées d'herpès labial n'avaient été considérées comme des cas isolés de fièvre herpétique. Le diagnostic, en effet, peut présenter parfois de grandes difficultés, mais l'épidémicité, l'augmentation de volume de la rate, l'évolution particulière de la courbe thermométrique, avec tendance à la rechute, peuvent révéler l'existence de la grippe là où on aurait été tenté de prime abord de penser à une manifestation herpétique banale.

Deux fois nous avons vu, dans le cours d'une grippe grave, des éruptions confluentes d'herpès sur le bord de la langue ou dans le sillon labio-gingival, de façon à produire un large soulèvement en plaques de la muqueuse qui simulait de véritables pseudo-membranes.

4° FORME TYPHOÏDE. — Ce n'est peut-être pas sans surprise que vous me voyez aborder ce point de diagnostic différentiel. Car la dothiénentérie, pensez vous, a ses symptômes personnels bien accentués, la grippe a les siens, et il semble que tout médecin instruit puisse facilement éviter de les confondre. Il n'en est rien cependant et bien souvent vous avez pu me voir, dans mon service hésiter longtemps avant de formuler un diagnostic ferme. Plusieurs malades ont même quitté nos salles, sans qu'il nous ait été possible d'affirmer qu'ils aient eu l'une ou l'autre de ces deux affections. Et en effet, les taches rosées lenticulaires qu'on a considérées si longtemps, comme absolument pathognomoniques de la dothiénentérie, peuvent se rencontrer dans la grippe d'une façon indéniable. Nous en avons vu des exemples bien instructifs. Il en est un surtout qui m'a particulièrement frappé. Je fus un soir du printemps de 1890 appelé brusquement auprès d'un ancien ami qui réclamait mon assistance immédiate, invoquant des souvenirs de famille et se déclarant lui-même très gravement atteint. Je le trouvai dans un grand état d'agitation nerveuse avec un mal de tête intense, une légère épistaxis, la rate grosse, mais le ventre non ballonné; la température dépassait 40°, l'idée d'une dothiénentérie devait nécessairement traverser l'esprit. Toutefois, devant des phénomènes intestinaux peu marqués, l'existence d'un sentiment de courbature intense dans les jambes, et surtout la présence d'une urine

fortement sédimenteuse, je pensai qu'il s'agissait
peut-être d'un cas de grippe et je me crus autorisé à calmer les appréhensions de la femme du
malade. Le lendemain matin je trouvai celui-ci
avec une température plus élevée encore et avec
une éruption confluente de taches rosées sur
tout l'abdomen. Cette hyperthermie menaçante
me fit modifier mon diagnostic primitif et, .vu
l'intensité des phénomènes généraux, je crus de
mon devoir de conseiller le traitement hydro-
thérapique. Notre collègue et ami, M. Roque,
voulut bien se charger d'assister àux premiers
bains dont il avait jugé lui-même l'opportunité
très justifiée, car il avait constaté, lui aussi,
l'hyperthermie et l'éruption de taches rosées lenticulaires. Le malade refusa absolument le bain,
déclarant qu'il n'avait pas de fièvre typhoïde
et s'engageant à aller avant huit jours voir son
médecin chez lui, absolument rétabli. L'événe-
ment justifia ces prévisions. Au bout de 48 heures
la température faisait une chute très sensible, la
rate diminuait de volume, la défervescence s'ac-
centuait et au bout d'une semaine le malade était
en pleine convalescense.

Sans doute, il est très vraisemblable que la
fièvre typhoïde de ce malade n'était autre chose
que la grippe à type infectieux ; mais comme en
pareil cas l'intestin n'a pu être directement

examiné, on peut toujours soutenir que le malade
a été atteint d'une fébricule typhoïde, d'un typhus
abortif. Pareille objection ne saurait être faite à
l'observation suivante qui concerne une de mes
malades de l'Hôpital, emportée par un muguet
laryngé, et dont l'intestin a été l'objet d'un examen
rigoureux sur la table de l'amphithéâtre. Une
jeune fille de 23 ans entre le 3 avril 1891 dans mon
service des Troisièmes Femmes, avec des accidents fébriles intenses dont le début remonte à
5 jours. Elle est dans un état d'abattement extrême
avec inappétence absolue, un mal de tête violent,
une température de 41°,2. Le foie et la rate sont
augmentés de volume, il y a de l'albumine en proportions notables dans les urines. Bien que les
accidents abdominaux soient peu prononcés, car
il n'y a eu de diarrhée que dans les derniers jours
de l'existence, la plupart des médecins à qui nous
eûmes l'occasion de montrer cette malade n'hési-
tèrent pas à porter le diagnostic de dothiénenthé-
rie. Nous tenions pour la grippe quant à nous, car
les cultures du sang de la malade nous avaient révélé l'existence d'un streptocoque qui, inoculé aux
animaux, avait reproduit les accidents généraux
de la grippe et s'était transformé en diplobactérie
typique en passant par les urines du lapin, et par
cultures dans les urines préalablement stériles de
la malade. Il y avait en outre aux deux sommets
des déterminations pneumoniques, dont la na-

ture ne me paraissait pas douteuse. Enfin, nous
avions pu retrouver, dans les selles, notre diplobactérie encapsulée. Malgré cela nos confrères
disaient toujours « dothiénentérie » et il faut
avouer, d'ailleurs, que l'habitus extérieur de
la malade était bien fait pour leur donner raison. L'autopsie toutefois vint confirmer d'une
façon éclatante nos vues personnelles. L'intestin,
examiné minutieusement dans toute sa longueur
et sous l'eau, a été trouvé sain. Pas la moindre
lésion ulcéreuse, pas le moindre gonflement d'une
seule plaque de Peyer. De plus, divers ensemencements fait avec le suc du poumon et le liquide
pleural nous donnèrent des cultures pures de la
diplobactérie encapsulée que nous avions constatée pendant la vie.

Il n'en est pas moins vrai que la confusion peut
être faite par les esprits même les plus éclairés.
N'est-ce pas d'ailleurs, cette apparence quasi
typhique qui justifie cette dénomination de *febris
typhosa*, sous laquelle la presque généralité
des auteurs russes a décrit les premiers cas d'influenza signalés dans les différentes régions de
l'Empire. Et en effet, si l'on tient compte des
symptômes généraux et locaux qui caractérisent
ces formes de l'infection grippale (céphalée, épistaxis, accablement, état intestinal, augmentation
de volume de la rate, intensité de la fièvre, albu-

minurie etc.), il faut convenir que cet ensemble
est bien propre à donner le change avec la dothiénentérie, et dans bien des circonstances l'embarras du clinicien doit être parfaitement légitime. Il est rare, en effet, qu'en pareilles circonstances le diagnostic puisse être fait d'emblée ; le
malade doit être examiné et suivi soigneusement
et ce n'est souvent qu'au bout de plusieurs jours
qu'on est autorisé à formuler une opinion rigoureuse. A la grippe, en effet, appartiennent un
début plus brusque, les vomissements, les sueurs
avec exacerbations vespérales, si fréquentes dans
l'état catarrhal, les urines rares et sédimenteuses,
la constipation rebelle, l'albuminurie transitoire
du début, sans les caractères si bien décrits par
Gubler et ses élèves, dans les urines dothiénenté-
riques. Il y a là, il faut en convenir, des indices
suffisamment sérieux pour guider notre jugement,
Mais, il est deux points sur lesquels nous devons
insister plus particulièrement, parce que leur
valeur clinique nous paraît avoir une grande portée : c'est d'une part les caractères de l'augmentation de volume de la rate, de l'autre la marche
du cycle fébrile dans les deux infections.

Il nous semble, en effet, que l'évolution de la
tuméfaction splénique s'opère d'une façon un peu
différente dans les deux cas : Très précoce, et
souvent nettement constatable dès les premières
heures de l'invasion fébrile, dans la grippe, et

atteignant le volume moyen de quatre bons travers
de doigt à la percussion, le phénomène ne persiste
guère au delà de 3 ou 4 jours et le retour *ad inte-*
grum se fait souvent en quelques heures, témoin
ce qui se passa chez une de nos malades, salle
Montazet, où embarrassés sur le diagnostic avec
la dothiénentérie, nous avions décidé de faire le
lendemain une ponction de la rate, l'organe
étant très volumineux et par conséquent très
apte à l'exploration. Au moment où l'opération
allait être faite, on constate non sans surprise,
que la zone de matité splénique s'était complètement effacée. Cette diminution rapide du volume
de la rate coïncide le plus souvent avec la défervescence fébrile. Au moment de la rechute, on
observe généralement aussi une nouvelle augmentation de volume de la rate, mais très passagère.

Dans la dothiénentérie, au contraire, l'augmentation de la rate se fait d'une façon plus progressive et persiste plus longtemps, et son retour aux
dimensions normales se fait aussi d'une façon
progressive.

La différence des courbes thermométriques n'est
pas moins instructive. Tout le monde connaît
l'ascension en escalier de la période d'invasion
de la dothiénentérie, puis le plateau ou stade
d'oscillations fixes qui vient ensuite ; pareille
évolution thermique est exceptionnelle dans la
grippe, si tant est qu'elle existe. Dans l'influenza,

au contraire : ascension brusque, tendance aux
rémissions, souvent collapsus thermique, au milieu du plateau correspondant à l'acmé fébrile,
défervescence plus rapide; enfin, dans 60 % des
cas observés, rechute plus ou moins accentuée,
dans les 12 ou 36 premières heures qui suivent
cette défervescence, tous caractères sur lesquels
nous croyons inutile de revenir ici et qui ont été
exposés d'une façon complète avec tracés à l'appui, soit dans nos leçons antérieures, soit dans
la thèse du Dr Menu (1), faite sous notre inspiration.

5° FORMES LARVÉES. — Indépendamment des
modalités précédentes d'un diagnostic souvent délicat, mais qu'on peut cependant reconnaître avec
une certaine habitude, parce qu'elles sont devenues
aujourd'hui d'une observation assez courante, il
en est d'autres qui nous déroutent complètement,
tant sont parfois étranges les allures symptomatiques qu'elles peuvent revêtir. Parmi ces formes
larvées, il en est quelques-unes que nous avons
pu observer assez fréquemment. Quatre fois nous
avons vu l'influenza revêtir, dès la première heure,
l'aspect des phénomènes urémiques. En effet,
anurie presque complète avec albuminurie pro-

_____

(1) MENU. *Thermométrie clinique de la grippe.* (Thèse de Lyon,
1892).

noncée, et, suivant la forme primitive de l'infection, phénomènes cérébraux intenses (délire, convulsions ou obnubilation complète des sens), ou
bien phénomènes de bronchite généralisée avec
angoisse et dyspnée extrême, etc., on comprendra
sans peine que n'était l'épidémicité et souvent
la constatation de ces accidents sur des sujets
jeunes et indemnes de passé pathologique, on soit
tout naturellement porté, en présence de pareils
phénomènes, à songer à l'urémie, d'autant mieux
que nous savons bien aujourd'hui que l'urémie
aiguë s'accompagne souvent d'élévation considérable de la température.

Mais si pareille manifestation morbide s'observe
par hasard chez un vieillard affecté de rhumatisme chronique, avec artériosclérose, bruit de
galop, etc., comme vous avez pu le voir une fois
chez une malade couchée au n° 37 de ma salle des
Femmes, il est bien clair que le diagnostic est en
quelque sorte impossible et que seule l'évolution
des phénomènes peut trancher la question.

Le pronostic de cette forme simulant l'urémie
est en général favorable, mais il faut bien savoir
que l'anurie peut être assez persistante et l'intoxication qui en est la conséquence assez profonde
pour entraîner la mort d'une façon rapide. Nous
avons été témoin une fois, chez une jeune fille de
24 ans, entrée pendant l'épidémie de grippe dans
notre salle Montazet et qui succomba le 3ᵉ jour

dans l'hyperthermie avec phénomènes délirants,
sans qu'aucun moyen ait pu rétablir la fonction
urinaire suspendue.

D'autres fois la grippe s'annonce par des accidents syncopaux qui paraissent des plus alar-
mants et qu'on peut rapprocher des accidents
cardiaques signalés par Huchard et Peter et que
ces auteurs attribuent avec juste raison à l'action
des poisons ou des toxines de la grippe sur le
bulbe ou le pneumogastrique. J'ai encore le souvenir d'un jeune étudiant que j'ai observé dès les
premiers jours de la grippe de 1889 et qui, sorti
de chez lui en apparence bien portant pour venir
à l'hôpital, fut pris à 50 mètres de sa demeure
d'une véritable syncope qui alarma beaucoup ses
amis. On le conduisit dans mon service, où je
constatai de l'albumine dans l'urine, de l'augmentation du volume de la rate, une température
de 40°. Le soir il avait des phénomènes respiratoires absolument angoissants ; personne dans son
entourage n'était rassuré. Au bout de 48 heures
tout était terminé, ce jeune étudiant avait eu de
la grippe. Nous avons assisté depuis à bien des
cas analogues : nous avons vu cet état syncopal
accompagné des crises névralgiques du côté du
plexus cardiaque ressemblant à de l'angine de
poitrine. L'évolution simple de la maladie, sa
terminaison rapide et son amélioration sous l'in-

fluence de la quinine, d'un peu de caféine et des boissons stimulantes en ont confirmé la nature.

Nous avons vu la grippe affecter des allures plus étranges encore : nous l'avons vue se présenter avec les caractères généraux des déterminations péritonéales, nous l'avons vu simuler, comme tout récemment encore, une pérityphlite classique. Dans ce dernier cas, c'est l'évolution absolument typique du cycle fébrile qui nous a mis sur la voie du diagnostic. On comprend, en pareille circonstance, combien étaient justes les vues que Botkine et son école professaient, sur ce que le grand clinicien appelait les fièvres indéterminées (1). Botkine, en effet, avait toujours l'habitude de rattacher à la maladie actuellement prédominante, les affections généralement ou localement mal dessinées dont le diagnostic ne s'imposait pas dans toute sa rigueur. Cette manière de voir dictait son jugement au point de vue de pronostic et commandait sa pratique thérapeutique. Rien n'est plus vrai que pour la grippe, car c'est surtout en temps d'épidémie d'influenza qu'il faut savoir rattacher à la maladie régnante les manifestations morbides indéterminées ou douteuses en présence desquelles on se trouve; le succès de l'interven-

(1) Botkine. *Leçons cliniques*, Saint-Pétersbourg, 1891.
Et Ignatiew. La grippe à Moscou, *Medic. Obozr*, 1890, n° 2 (en russe.)

tion thérapeutique dépendant souvent de cette façon de penser.

Il est clair que lorsque nous avons pour nous guider dans notre appréciation la courbe thermo-métrique, le diagnostic est singulièrement plus aisé. Malheureusement toutes les manifestations de la grippe sont loin d'être pyrétiques. Il existe même certaines épidémies d'influenza dans les-quelles la maladie évolue sans aucune élévation de température. C'est précisément ce qui s'est passé dans l'épidémie de cette année, ainsi que l'a fait très justement observer le professeur Potain. C'est alors surtout qu'il faut se souvenir de la doctrine de Botkine rattachant les maladies indéterminées à l'affection morbide dominante, et savoir que la grippe larvée peut revêtir toutes les formes : la mélancolie, la lypémanie, jusqu'à la tendance passagère au suicide, chez des sujets absolument indemnes de toute tare nerveuse, et même les crises d'intermittences cardiaques, comme nous l'avons vu souvent, tous accidents qui ont cédé rapidement à l'administration des toniques stimulants et du sulfate de quinine.

CINQUIÈME LEÇON

(16 novembre 1891)

COMPLICATIONS DE LA GRIPPE

SOMMAIRE : Importance de la rechute comme point de départ fréquent des complications de la grippe : elle facilite la réinfection et les infections secondaires.

A. — *Complications dépendant de l'action des toxines sécrétés par la bactérie grippale sur les tissus de l'organisme :* 1° congestion pulmonaire simple ou hémoptoïque; — 2° hémorragies par altération des parois vasculaires ou du sang ; — 3° complications sur l'appareil circulatoire : *a)* déterminations veineuses (phlébite). — Observations. *b)* Déterminations artérielles (gangrènes). Observations. Mécanisme : par artérite. par embolie, par thrombose. — — Gangrène symétrique (faits de Gérhardt et de Bondet. Gangrène symétrique par spasme vasculaire); cette pathogénie est douteuse. — Expérience. *c)* Grippe cardiaque (Pawinski, Huchard et Péter).

4° Complications nerveuses : *a)* centrales : obnubilation des sens, méningite, paralysie ascendante aiguë, sclérose en plaques, polyomyélite antérieure subaiguë : observation ; *b)* périphériques : névrites généralisées, névrites partielles (type scapulo-huméral); *c)* viscérales : déterminations nerveuses sur le pneumogastrique (Péter); sur le sympathique (tachycardie, maladie de Graves, observation de névrose cérébro-cardiaque avec aplasie lamineuse).

5° Néphrite grippale. — Fréquence de l'albuminurie dans la grippe. Albuminurie de la période d'invasion fébrile, sans gravité; albuminurie tardive, plus sérieuse : peut exposer à l'urémie. Observations. — Néphrite hémorragique. — Présence du microorganisme pathogène dans les urines; action des toxines grippales. — Expérience.

6° Complications articulaires : hydarthrose, arthropathie à type myélopathique. Observation.

7° Déterminations pleurales. — Leur variabilité due à la mobilité de l'œdème sous-pleural : constatation nécroscopique. — Pleurésie séro-fibrineuse : simule souvent la spléno-pneumonie, ou maladie de Grancher. — Pleurésie hémorragique. — Pleurésie purulente : dépend le plus souvent d'une association bactérienne (pneumocoque ou streptocoque); peut résulter pourtant de l'infection primitive. La bactérie de la grippe est parfois pyogène (Frenkel). Observations personnelles.

B. — *Complications dépendant d'une intervention microbienne nouvelle.* — 1° Pneumonie et broncho-pneumonie. — Contrairement aux vues de Finkler et Ribbert la pneumonie n'est pas fonction naturelle de l'infection grippale. — Mais ses allures anatomiques et cliniques sont modifiées par l'infection primitive. — Sa grande contagiosité (Ch. Bouchard). — Peut passer à l'état chronique (pneumonie interstitielle avec dilatation des bronches). — 2° Com-

plications variées attribuables à l'action du streptocoque ou du pneumocoque (otite moyenne, érysipèle), du staphylocoque pyogène, de l'*oïdium
albicans* (gravité du muguet dans la grippe), du bacille pyocyanique (faits
personnels et de Kranhals). — Association de la grippe avec les pyrexies
infectieuses : fièvre typhoïde, scarlatine, fièvre intermittente. Faits de Burlureaux et Villard; observations personnelles.

De tous les faits que nous avons exposés jusqu'ici, il se dégage trois notions principales dont
l'importance pathogénique a dû vous frapper :
1° la grippe est une maladie infectieuse d'origine
bactérienne ; 2° la bactérie pathogène agit très
vraisemblablement par l'intermédiaire des toxines
qu'elle sécrète ; 3° la grippe ouvre très souvent
la porte aux infections secondaires : les associations
bactériennes y sont particulièrement communes.
Ces formules doivent être spécialement retenues,
car elles dominent le groupement des complications de la grippe qu'elles peuvent servir aussi à
catégoriser.

C'est ainsi que ces complications peuvent être
divisées en deux grandes classes : en premier
lieu, celles qui sont la conséquence du traumatisme cellulaire dépendant de l'action des toxines grippales; en second lieu, celles qui sont
la conséquence d'une intervention microbienne
nouvelle.

Mais avant d'entrer dans le détail et la description méthodique de ces différents ordres de complications, permettez-moi d'insister sur un phé-

nomène de grande importance qui commande lui-
même ces complications diverses et qui ne doit
jamais être perdu de vue ; j'ai nommé *la rechute*,
cet accident si fréquent dont nous vous avons
signalé l'existence en quelque sorte physiolo-
gique en vous montrant la courbe thermométrique
de la grippe, et qui fait partie comme de l'es-
sence même de la maladie.

Ce phénomène de la rechute, observé couram-
ment, à la fin de la défervescence fébrile, a une
importance capitale, car il est particulièrement
favorable à la *réinfection* ou à une *infection nouvelle par un microorganisme surajouté*. La rechute
en effet crée, dans l'organisme, une susceptibilité
toute spéciale, une aptitude de terrain qui facilite
singulièrement l'éclosion des complications les
plus graves, ou bien favorise, grâce à la repullula-
tion des germes pathogènes, l'apparition d'accidents nouveaux dont la signification est d'autant
plus sérieuse qu'en pareil moment, l'organisme a
été rendu plus particulièrement vulnérable. En
effet, l'organisme imprégné par les toxines sécrétées
par les germes de la première atteinte, va se trouver beaucoup plus exposé aux dangers de la réinfection, ou devenir une proie plus facile pour les
microorganismes des infections secondaires. Nous
pensons donc que cette notion si précise qui fait de
la grippe une *maladie à rechutes*, doit intéresser
tout particulièrement le clinicien par son impor-

tance pratique, et nous avons songé qu'il était tout d'abord utile de vous la rappeler pour la bien mettre en évidence. Mais cette rechute terminale de l'évolution grippale régulière et qui s'observe, avons-nous dit, dans près des deux tiers des cas, ne doit pas être confondue avec ces rechutes à longue échéance qui s'observent le plus souvent au bout de plusieurs semaines ou même de plusieurs mois après la poussée primitive. Dans ce dernier cas, il ne s'agit pas de rechute, à proprement parler, mais de véritables récidives, de grippes nouvelles en quelque sorte, qui évoluent *ab ovo,* exposant elles-mêmes à toutes les complications susceptibles de se produire dans le cours de la première atteinte. Nous aurons à revenir plus tard, en traitant de la prophylaxie de la grippe, sur ces différents points; et nous montrerons que des précautions hygiéniques sévères, prises précisément au moment de la rechute sont souvent suffisantes pour éviter de redoutables complications.

Ceci dit, passons à l'exposé de ces complications diverses, en vous proposant d'insister sur celles qui nous paraissent le moins connues et, à ce titre, méritent plus particulièrement votre attention.

A. — *Complications dues au traumatisme microbien
ou à l'action des toxines grippales.*

1° *Congestion pulmonaire simple, congestion
hémoptoïque.* — Indépendamment des phénomènes de bronchite qui font en quelque sorte
partie du cortège symptomatique obligatoire de
certaines formes de grippe, on peut observer des
accidents pulmonaires assez intenses, pour mettre directement la vie du malade en danger. Il
s'agit d'accidents aigus se traduisant par une
dyspnée violente avec ou sans point de côté, en-
traînant une augmentation du périmètre thoracique et se traduisant à l'auscultation par des
râles fins qui éclatent à l'oreille comme des bouf-
fées de râles de pneumonie ou d'œdème pulmonaire. Ces accidents peuvent s'accompagner d'hé-
moptysïes (Hering) et quand le malade a succombé, on trouve, à l'autopsie, des poumons
volumineux, turgescents, remplissant complètement la cavité thoracique, de couleur violacée,
livide, ressemblant à de la pulpe splénique, se
déchirant facilement, et ne surnageant pas complètement dans la cuve à eau. Il est possible que
ces lésions ne soient pas la conséquence d'un état
fluxionnaire actif; il est plus probable même qu'il
s'agit là d'une action vaso-dilatatrice, d'une congestion vaso-paralytique, due à l'action des toxines

grippales, agissant soit directement sur les capil-
laires du poumon, soit, comme le veut Althaus,
sur les centres respiratoires bulbaires. Ces accidents n'ont pas toujours l'intensité de ceux que
nous venons de rappeler; les lésions peuvent être
beaucoup plus limitées et l'on peut assister alors
à une mobilité toute spéciale des signes d'auscultation, mobilité qui est un des caractères
essentiels de la fluxion grippale et qui peut, dans
bien des cas, servir à en fixer la nature.

2° *Hémorragies par altération des parois vasculaires ou du sang.* — L'altération du sang par
les produits de sécrétion microbienne ou l'altération des parois vasculaires explique la fréquence
des hémorragies constatées dans le cours de la
grippe. Ces hémorragies sont des complications
banales et qui, en général, n'ont pas de gravité;
mais il importe de les connaître, ne fût-ce que
pour éviter les erreurs de diagnostic et ne pas
éliminer le diagnostic de grippe du fait de la
présence d'une épistaxis ou d'une métrorragie
qui auraient pu faire penser de prime abord à
l'existence d'une fièvre typhoïde.

Parmi les formes plus rares, nous signalerons
plus particulièrement les hématuries que nous
avons observées nous-mêmes dans plusieurs circonstances et qui ont précédé ou accompagné
l'évolution d'une néphrite grippale, ou enfin le

purpura que nous avons constaté une seule fois et dont Moritz de Saint-Petersbourg a publié une observation intéressante.

3° *Complications du côté de l'appareil circulatoire.* — *Phlébites - Artérites - Gangrènes.* — *Localisations cardiaques.* — Ces complications peuvent être rapprochées des précédentes dont elles constituent comme un degré plus avancé ou l'état extrême. Elle peuvent se diviser en altérations veineuses, artérielles ou cardiaques :

a) *Déterminations veineuses.* — La phlébite grippale est loin d'être rare, bien qu'elle ne paraisse pas avoir été signalée d'une façon explicite avant la communication du professeur Villard, de Marseille, au Congrès de l'Association Française de 1891. Sans parler des faits qui ont été publiés à l'étranger (25 cas connus pendant la dernière épidémie) ou à la Société médicale des Hôpitaux de Paris, je pourrais vous en citer cinq observations personnelles, deux surtout dont vous avez été témoins vous mêmes, puisqu'elles ont été recueillies chez des malades de mon service. Dans ces deux cas il s'est agi de phlébite double des membres inférieurs, et les deux fois c'est à la suite d'une pneumonie grippale que les coagulums veineux se sont produits. La malade couchée au n° 11 de la Salle Montazet a été particulièrement

intéressante, car son état a été plus spécialement
grave. Ses deux membres inférieurs jusqu'à la
racine des cuisses étaient le siège d'un œdème
énorme, pâle et douloureux, ressemblant un peu
à la *phlegmatia alba dolens;* et comme elle avait
en même temps de l'albuminurie et un certain
degré de myocardite qui se traduisait par des iné-
galités et de la faiblesse dans les battements du
cœur, parfois même par des tendances syncopales,
le diagnostic était resté assez longtemps indécis,
flottant entre une lésion cardiaque primitive avec
œdèmes symptomatiques, ou un mal de Bright.
Mais l'étude complète des anamnestiques, comme
l'évolution rapide de la maladie, levèrent bientôt
tous les doutes : santé à peu près parfaite 15 jours
avant l'entrée à l'hôpital, séjour, en ce moment,
dans un pays où la grippe sévissait avec rage,
début par des frissons, de la céphalalgie, des vertiges ; enfin éclosion rapide des accidents broncho-
pneumoniques, remarquables par leur mobilité
et bientôt suivis d'une éruption confluente d'herpès labial. Le catarrhe purulent suit bien vite ;
et au bout de 20 jours, tous les accidents s'at-
ténuent ; c'est alors que se développent les déterminations phlébitiques signalés plus haut et
qui mirent les jours de la malade en danger.
Mais ces accidents eux-mêmes, malgré leurs allures redoutables évoluèrent d'une façon presque
simple, puisqu'au bout de deux mois, sous l'in-

fluence du repos, des toniques et surtout des injections sous-cutanées de caféine, la malade put
rentrer chez elle à peu près complètement guérie.

Dans le second cas, les phénomènes évoluèrent
d'une façon encore plus simple. L'œdème dû à
l'oblitération veineuse ne s'éleva pas au-dessus
de la partie moyenne de la cuisse; mais il présenta ce fait intéressant de s'accompagner d'hydarthrose double, avec gonflement des extrémités
osseuses, sans douleurs appréciables, sauf celles
que l'on constatait le long des cordons veineux.
Cette hydarthrose disparut assez rapidement, sous
l'influence d'applications répétées de dermatol.
L'observation complète à ce point de vue là a
d'ailleurs été publiée dans la thèse inaugurale de
M. le Dr Bonnard (1).

b) *Déterminations artérielles. — Gangrène.* —
L'artérite grippale est beaucoup moins fréquente
que la phlébite. Il en existe cependant un certain
nombre d'observations qu'on ne saurait révoquer
en doute. Vous vous rappelez peut-être une intéressante malade couchée au n° 1 de la Salle des
Femmes et que je vous montrais il y a quelques
mois, comme un exemple de gangrène du pied
droit, liée à une intoxication grippale. Les accidents qu'elle présentait ressemblaient beaucoup

(1) A. BONNARD. *Du Dermatol et de ses applications dans le
rhumatisme.* Thèse de Lyon, 1892.

à de la gangrène sénile; mais comme cette malade
n'était ni athéromateuse, ni diabétique, qu'elle
avait toujours eu une bonne hygiène, il était plus
vraisemblable d'attribuer cette gangrène à une
artérite ou à l'action directe des toxines de la
grippe sur le tissu cellulaire. Les phénomènes, en
effet, s'étaient développés assez brusquement, vers
le dixième jour d'une broncho-pneumonie grave,
ayant les caractères d'une broncho-pneumonie
grippale, à laquelle notre malade d'ailleurs ne
tarda pas à succomber. L'autopsie montra l'oblitération incomplète de la pédieuse et de ses rami-
fications; les parois artérielles ne présentaient
pas trace d'athérome (1).

Assez souvent c'est à la suite d'une oblitération
consécutive à l'inflammation de l'artère que la
gangrène grippale a été signalée. Mais cette dernière peut se produire sans altération proprement
dite des parois artérielles, et être la conséquence
d'une embolie plus ou moins étendue, comme dans
les cas d'Eichhorst, Senator, Gerhardt, etc., signalés dans l'intéressant mémoire de M. Duchesneau (2); ou d'un thrombus infectieux constitué
sur place, comme nous semblent l'avoir soutenu
avec juste raison notre collègue, le professeur

(1) Voir les détails complets de l'observation, in Thèse de Morney.
Lyon, 1892.

(2) G. DUCHESNEAU. Sur la gangrène des membres, consécutive à
l'influenza. *Gaz. hebdom. de med. et chir.*, 1891, n° 24.

Poncet, et le professeur Klebs. A cet ordre de faits appartiennent sans doute les huit observations relevées par l'enquête de la Société Médicale de Berlin, parmi lesquelles la plus connue est celle de Leyden ; en pareil cas l'artère le plus communément affectée est l'artère poplitée.

Chose particulièrement remarquable, les accidents gangreneux peuvent être symétriques (comme dans le cas de M. le professeur Boudet, ou dans l'observation recueillie à Bischofsheim en Allemagne) ; c'est à ces faits certainement que faisait allusion Gerhardt quand il assimilait la gangrène grippale à l'asphyxie locale des extrémités, et lui attribuait une cause analogue : un spasme artériel entravant la circulation périphérique et produisant la gangrène par ischémie.

Nous pensons, quant à nous que si la gangrène grippale peut être le fait d'une véritable artérite ou d'une embolie, point n'est besoin toujours de ce mécanisme et que l'action des toxines grippales sur le tissu cellulaire peut être assez intense pour entraîner la mortification directe des éléments connectifs. Nous n'en voulons pour preuve que les faits expérimentaux auxquels nous avons fait allusion dans nos leçons précédentes, et qui nous ont permis de déterminer des phénomènes gangreneux nets et étendus par injection directe de *sérum sanguin stérile dans la circulation veineuse d'un lapin,* sérum sanguin qui provenait d'une malade atteinte de grippe grave et dans le sang de laquelle nous avions constaté préalablement la présence de l'organisme pathogène. Sans doute, il nous est impossible d'affirmer que ces accidents soient la conséquence du traumatisme cellulaire plutôt que d'un spasme vasculaire qui aurait précédé les phénomènes de mortification locale ; mais s'il fallait nous prononcer, nous admettrions plus volontiers l'action directe des toxines grippales sur les cellules vivantes. En effet, dans les expériences dont nous parlons, des phénomènes œdémateux très nets ayant précédé la gangrène, nous estimons que s'il y a eu action préalable sur le réseau capillaire, il est plus logique d'admettre l'hypothèse d'une action vaso-dilatatrice que celle d'un spasme vasculaire comme point de départ des accidents (v. leçon II, p. 43).

Mais le système vasculaire seul n'est pas susceptible d'être intéressé par l'infection grippale : *L'appareil valvulaire intracardiaque* peut à son tour être lésé. Le cœur peut être frappé dans son enveloppe (péricardite), dans le muscle lui-même (myocardite), ou dans son système valvulaire (endocardite). Nous ne pouvons insister sur tous ces points, qu'il suffit de vous signaler. Tout récemment encore nous avons pu assister à l'évolution des accidents de l'endocardite ulcéreuse chez un malade de quarante et quelques années à peine qui, à la suite d'une grippe, simple d'abord, présenta brusquement des signes d'aortite avec insuffisance orificielle. Les accidents eurent une marche rapide et le malade fut enlevé en quelques jours par les progrès de la lésion artérielle qui devint le point de départ d'une série d'infarctus pulmonaires et rénaux. Ce fait peut être rapproché des observations du même genre publiées par Pawinski (1) qui a d'ailleurs mis en évidence la prédilection de l'endocardite grippale pour les valvules aortiques ou de certains cas analogues dont parle Huchard (2) dans ses intéressantes études sur la grippe cardiaque.

4° *Complications du côté du système nerveux.* — Les complications nerveuses de la grippe peuvent intéresser le système nerveux central, la moelle, le système nerveux périphérique et certains nerfs viscéraux (les nerfs du cœur, par exemple).

Les toxines grippales peuvent agir sur le *cerveau* ou les *méninges* à la façon de certains poisons et déterminer le vertige, un certain degré d'obnubilation des sens, ou d'autres fois de l'hyperesthésie sensorielle très prononcée, une céphalalgie intense, parfois même du délire. Ce dernier peut, dans certains cas, prendre des proportions extrêmes, au point de paraître menaçant. Nous

(1) *Berl. Klin. Woch.* 1891, n°˙ 28 et 30.
(2) *Bulletin médic.* 3 février 1892.

avons vu dans une circonstance la céphalée atteindre un degré tel, que nous avons redouté une crise d'urémie et que nous avons conseillé une copieuse saignée; ces craintes étaient d'autant plus justifiées, que le malade présentait de l'atrésie pupillaire, de l'obnubilation complète de la vue, et qu'avec un degré très accusé d'hypertension artérielle on constatait, dans ses urines, un disque assez épais d'albumine.

[Les accidents peuvent aller jusqu'à la méningite, ainsi que M. le professeur Pierret a eu l'occasion d'en rappeler un exemple (1).]

C'est aussi, sans doute, à l'action des poisons de la grippe sur l'*axe spinal* qu'il faut attribuer la rachialgie, les douleurs dans les membres, les névralgies enfin qui marquent le début de la maladie. Mais ces différents phénomènes font quasi partie du syndrome classique de l'infection. Nous nous bornerons à insister ici sur les accidents spinaux plus graves qui ont été signalés par quelques auteurs : tels que la paralysie ascendante aiguë (Féréol), les phénomènes de la sclérose en plaque, la paraplégie. Il y a quelques mois, M. Goldflam, de Varsovie, a publié un fait vérifié par l'autopsie, de polyencéphalite avec polyomyélite consécutive à la grippe (2). Nous avons observé nous-même

(1) Soc. des sciences médicales de Lyon, in *Prov. médic.* 23 juillet 1892.

(2) *Neurolog. Centralbl.*, 1891, n° 6-7.

l'extension très rapide des phénomènes de la sclérose en plaques, chez un jeune malade auquel nous
donnions nos soins depuis quatre ans, et chez
lequel nous avons vu brusquement, sous l'influence d'une poussée de grippe modérée pourtant, la marche qui était encore possible, définitivement compromise et la faculté de la station
debout irrémédiablement perdue. Nous avons
publié, d'autre part, deux faits intéressants d'*atrophie musculaire scapulo-humérale*, se rapproc-
hant du type juvénile d'Erb et très vraisemblablement attribuable à une polyomyélite antérieure
subaiguë, localisée, et développée trois semaines
après l'évolution d'une grippe d'intensité moyenne.
Nos malades, il est vrai, étaient des prédisposés, puisque l'un était manifestement tabétique et
l'a tre avait présenté, dans l'enfance, des signes
de paralysie infantile limitée au membre inférieur
droit. Il n'en est pas moins vrai que c'est à la suite
d'une poussée de grippe d'apparence bénigne que
les nouveaux accidents se sont produits de telle
sorte qu'il est bien difficile de ne pas les rattacher
à l'infection intercurrente.

Mais ce sont les complications touchant le *système nerveux périphérique* qui paraissent domi-
nantes. Les polynévrites postgrippales ont été
signalées par la plupart des cliniciens. Parmi ces
cas, un des plus intéressants, sans doute, est celui
du professeur Kahler de Vienne, qui présenta, à

la suite de la grippe, une polynévrite généralisée assez intense, pour simuler la paralysie ascendante aiguë de Landry. Nous avons assisté à des faits du même genre et nous pensons que la névrite post-grippale la plus commune est assurément la névrite des nerfs de l'épaule, névrite dont la prédominance s'explique facilement, à notre sens, par la fréquence des congestions pleurales du sommet chez les grippés ; ces irritations de la plèvre, peuvent en effet, par voie de voisinage, se propager aux nerfs du moignon de l'épaule et produire consécutivement l'atrophie du deltoïde et des muscles voisins.

Nous connaissons mal encore les déterminations des toxines grippales sur les nerfs viscéraux, Il semble cependant que ceux-ci doivent assez fréquemment être mis en cause. Je n'en veux pour preuve que les troubles cardiaques graves qui se présentent parfois, dès les premières heures de l'invasion grippale, et qui simulent les phénomènes généraux de l'angine de poitrine. Ces accidents sont trop précoces pour être imputables à la myocardite infectieuse ; celle-ci ne s'observe guère qu'à une époque plus avancée, et nous ne voyons pas d'autre interprétation plausible à en donner que de les attribuer à l'action des poisons de la grippe sur les centres respiratoires et cardiaques de la moelle cervicale, ou encore sur le tronc du pneumo-gastrique lui-même ou des ganglions intracardiaques.

Le plus souvent ces accidents ont une issue favorable. Sous l'influence d'une médication appropriée (quinine, caféine, application d'un vésicatoire à la nuque (Péter), on les voit s'atténuer assez facilement ; d'autres fois, ils peuvent entraîner la mort d'une façon brutale, par syncope, ainsi que M. le professeur Péter (1) en a rapporté quelques exemples.

Le système sympathique lui-même paraît dans quelques cas vivement impressionné par l'action de ces mêmes toxines, témoin ces crises de tachycardie qui ont été signalées par certains auteurs (Pawinski) ; que nous avons observées nous-même et qu'on peut aussi bien attribuer à l'excitation du sympathique cardiaque qu'à la paralysie du pneumo-gastrique ; témoins aussi ces faits de névrose cérébro-cardiaque ou même de maladie de Graves dont le développement aigu a été vu à la suite d'une poussée de grippe.

[Nous avons observé un cas de ce genre, tout particulièrement digne de fixer l'attention, chez une malade âgée de 49 ans, encore parfaitement réglée, qui avait toujours joui de la plus magnifique santé. Cette dame, habitant la Suisse, contracte la grippe en janvier 1892, à Lausanne où l'influenza

---

(1) Péter. Leçons sur la grippe. *Bulletin méd.*, 1889.

était fréquente et grave. Dès le mois de février suivant, elle présente des troubles généraux; de la tachycardie, avec crainte exagérée de la chaleur, un peu de tremblement des extrémités et une saillie très sensible des globes oculaires. Mais le phénomène le plus intéressant, car il ne nous semble pas avoir été signalé jusqu'ici, consiste en des altérations cutanées impliquant très vraisemblablement des troubles profonds de l'innervation vaso-motrice et trophique de la périphérie. Ces accidents auxquels on peut logiquement, je crois, attribuer le nom de *sclérème cutané* ou d'*aplasie lamineuse*, méritent d'être tout spécialement signalés. Ils apparurent presque simultanément avec les premières manifestations vasculaires dont il a été question plus haut. Ces lésions qui en quatre mois s'étendirent au cou et à toute la partie supérieure du tronc, au-dessus de la ceinture, aux membres supérieurs et à un degré plus léger, à la racine des cuisses, étaient constituées par un état d'induration prononcé, sans changement de couleur des téguments, ne permettant la formation d'aucun pli, ne gardant aucune empreinte et donnant aux téguments un aspect de rigidité telle, que je ne trouve pas de meilleure comparaison à en donner que de l'assimiler à la consistance, à l'aspect général d'un cadavre congélé. On comprend la gêne fonctionnelle qui devait résulter d'une pareille lésion. Tout mouvement, toute

torsion du cou est impossible, la respiration est
gênée; les espaces intercostaux étant inextensi-
bles, l'inspiration se fait en bloc et presque exclusivement par le jeu du diaphragme. Les bras
pris jusqu'aux poignets semblent constitués par
un véritable cylindre de parchemin, dans lequel
les muscles se contractent d'une façon en quelque
sorte indépendante des parties qui les recouvrent.
Ces lésions, nous le répétons, se sont développées
progressivement en quatre mois, commençant par
le cou, gagnant ensuite le dos, la partie antérieure
de la poitrine, les reins, les bras, puis les avant-
bras jusqu'aux poignets, enfin les parties supé-
rieures des cuisses. Il n'y a rien à la face, aucun
trouble de sensibilité, ni thermique, ni tactile,
ni réflexe, aussi avons-nous pensé pouvoir logiquement attribuer pareils phénomènes à des
altérations trophiques dépendant d'un trouble de
l'innervation sympathique. Du reste nous avons
appris depuis que la galvanisation systématique
du sympathique a enrayé l'évolution de ces accidents et même produit un certain degré d'as-
souplissement dans les parties préalablement
atteintes.] (1)

(1) Cette observation ayant été recueillie depuis la rédaction de
cette leçon, nous avons cru devoir signaler le fait, en la comprenant
entre les crochets [ ], signes que nous replacerons d'ailleurs chaque
fois que nous aurons à indiquer un fait ou une observation relevés
postérieurement à la date même où la leçon a été faite.

Dr J. TEISSIER.   9

5° *Néphrites grippales*. — Cette complication ne saurait nous surprendre, étant donné la fréquence de l'albuminurie dans la grippe. Je sais bien que la plupart des médecins français sont peu disposés à considérer.la grippe comme favorable aux déterminations rénales. Mais en y regardant de près, on ne tarde pas à se convaincre qu'il en est en France, comme à l'étranger, et que si en Russie, par exemple, Manasseïne, Zdekauer, Hermann, Socoloff ont signalé la grande fréquence de l'albuminurie dans la grippe, il en est de même chez nous : la présence d'une faible quantité d'albumine, au moment de l'acmé fébrile, est très facilement constatable, certainement dans près de la moitié des cas.

Mais à côté de cette albuminurie en quelque sorte banale, et qui tient vraisemblablement à l'intensité de la fièvre du début ou à un certain degré de néphrite infectieuse, on peut observer de véritables néphrites, néphrites graves et qui peuvent, dès la première heure exposer le malade aux dangers de l'insuffisance urinaire. Nous avons vu mourir, dans notre service de l'Hôtel-Dieu, une jeune fille de 18 ans, emportée très rapidement, dans des accidents d'urémie comateuse, par suite d'une néphrite grippale qui avait déterminé une anurie presque absolue. Nous avons vu, dans notre pratique privée, une jeune fille de 20 ans affectée de broncho-pneumonie grippale, avec albuminurie qui en plein acmé fébrile eut des phénomènes d'urémie convulsive, par suite d'une anurie brightique presque complète, et chez laquelle, malgré les déterminations pneumoniques doubles, nous dûmes recourir à l'administration des bains, pour modérer l'excitation nerveuse et provoquer si possible, le.retour de la sécrétion urinaire. L'intervention fut couronnée de succès.

Il est vraisemblable que ces altérations des reins relèvent directement de l'action des microorganismes pathogènes sur les épithéliums canaliculaires; mais il est bien probable aussi que les toxines de la grippe sont susceptibles de modifier profondément, à elles seules, la vitalité des épithéliums.

Sans doute, chez la plupart des animaux que nous avons sacrifiés, nous avons pu constater une congestion œdémateuse des reins et l'altération des épithéliums, voire même l'existence du gros rein blanc; dans la plupart de ces cas même, nous retrouvions dans les urines le diplobacille spécial, agent probable de l'infection. Mais dans une de nos expériences, où l'on injecta seulement que les produits filtrés et stériles du diplobacille, nous avons retrouvé nettement à l'autopsie les mêmes lésions rénales, le gros rein blanc, avec altération colloïde des épithéliums. Cette expérience n'a pas été renouvelée, mais telle qu'elle est, elle prouve

sans conteste ce fait : qu'il n'est point nécessaire
de l'intervention du microorganisme pathogène
lui même pour produire la néphrite ; celle-ci peut
être la conséquence directe du traumatisme cellulaire, résultat de l'élimination par le rein des
toxines sécrétées par le microorganisme.

La néphrite infectieuse, quand elle prend les
caractères d'une véritable complication, affecte le
type ordinaire de la néphrite infectieuse aiguë ; il
s'agit d'une néphrite souvent hémorragique ne
s'accompagnant pas d'œdème et sans relentisse-
ment cardiaque immédiat. Son évolution est souvent longue ; elle peut passer à l'état chronique et,
comme nous l'indiquions plus haut, nous l'avons
vue, dans quelques circonstances, donner naissance à des accidents urémiques mortels.

6° *Complications articulaires.* — Nous vous
avons déjà signalé chemin faisant, l'hydarthrose
du genou, que nous avons vue évoluer simultanément avec la phlébite des membres inférieurs; nous
avons noté à côté de cela le rhumatisme des gaines
tendineuses dont les fluxions alternaient avec
d'autres manifestations grippales, les accidents
broncho-pneumoniques par exemple. Ces altérations rentrent dans le cadre des pseudo-rhuma-
tismes infectieux que nous connaissons bien depuis
les travaux du professeur Bouchard et sur lesquels
nous croyons inutile d'insister actuellement.

Je tiens par contre à attirer plus spécialement votre attention sur une détermination articulaire plus rare et dont nous n'avons rencontré d'ailleurs encore qu'un exemple : l'arthropatie du genou, dans ce cas là, présentant tous les caractères de l'arthropatie tabétique. La malade affectée de cette complication de la grippe a d'ailleurs été présentée dans une des séances de la Société de médecine de Lyon, et chacun put constater chez elle l'existence d'une hydarthrose considérable du genou droit avec tuméfaction énorme des extrémités articulaires, et distension considérable des ligaments ; cette distension permettait d'imprimer aux membres des mouvements très accentués de latéralité, de telle sorte que le genou paraissait complètement disloqué. Chose singulière, comme dans l'arthropatie tabétique, ces accidents s'étaient produits sans douleur bien accusée, sans rougeur marquée à la peau ; la gêne seule que la malade éprouvait pour marcher, et la tendance du genou à se déformer en dedans avait attiré l'attention de la patiente. Il y avait en plus de la diminution du réflexe patellaire du même côté, une empreinte plantaire caractéristique, ce qui achevait de compléter le tableau et rapprochait étroitement cette arthropatie des arthrites myélopathiques du tabes dorsal. Du reste, avouons-le, comme chez notre malade, une rachialgie très pénible avait précédé l'apparition de cette détermination articulaire,

comme, d'autre part, la recherche de la toxicité de
ses urines avait révélé chez elle un degré d'hypertoxicité considérable (0,892), nous n'avons pas
hésité à attribuer à cette arthropatie une origine
myélopathique et à mettre cette dernière sur le
compte de l'action sur l'axe spinal des poisons dont
l'examen de la toxicité urinaire ne nous permettait
pas de nier l'existence.

7° *Complications pleurétiques.* — Les déterminations pleurales de la grippe sont tellement
nombreuses qu'elles seules pourraient légitimer
une monographie étendue (1). Il est peu de grippes, en effet, surtout de celles qui touchent à
l'appareil broncho-pulmonaire, qui n'effleurent
pas tout au moins la séreuse pleurale. Nous avons
signalé même antérieurement ces phénomènes
si intéressants de la perception limitée, extrêmement localisée, de certains signes considérés
comme pathognomoniques de l'épanchement pleural (broncho-égophonie, pectoriloquie aphone,
souffle expiratoire même, etc.), nous avons insisté
surtout sur le déplacement facile de ces différents
signes et sur leur constatation, parfois à quelques
heures de distance, dans des points très éloignés

(1) Un de nos élèves, M. Mangenot, prépare actuellement un
travail important sur la pleurésie grippale, il doit en faire le sujet
de sa thèse inaugurale. Ce travail paraîtra au mois de novembre
prochain.

de la surface pulmonaire. Cette étrange mobilité avait frappé beaucoup Marotte ; mais le savant médecin de l'Hôtel-Dieu de Paris pensait devoir attribuer ces phénomènes à l'intervention thérapeutique. Sans nier l'heureuse influence du chlorhydrate d'ammoniaque, utilisé par Marotte et dont nous aurons nous-même à vanter les bons effets, nous sommes convaincu que ces déplacements des signes de la pleurésie sont un des phénomènes les plus caractéristiques et en quelque sorte essentiels de la détermination grippale.

Une autopsie importante que nous eûmes l'occasion de faire au commencement de 1891, nous a donné la clef et l'explication très simple de ces pleurésies localisées et mobiles. Dans un cas, où pendant la vie nous avions constaté ce phénomène d'une façon très précise, nous avons trouvé à la surface de la plèvre viscérale, la grande cavité étant d'ailleurs absolument vide, de véritables boules d'œdèmes appendues comme une grappe de raisin à la surface du poumon. Le liquide de l'œdème sous-pleural ensemencé et cultivé nous a fourni les microorganismes encapsulés que nous avons rencontrés communément dans la grippe. On comprend aisément que ces pleurites localisées donnent à l'auscultation les signes stéthoscopiques que nous avons mentionnés plus haut, mais on comprend très bien aussi, quelle doit être la mobilité de ces phénomènes, les localisations de cet œdème sous-pleural étant nettement passagères et variables.

Bien que les indications que nous venons de vous fournir ne rentrent pas, à proprement parler, dans le cadre des complications pleurales de la grippe, nous avons pensé qu'elles sont suffisamment intéressantes pour qu'on s'y arrête quelques instants. Seules les *pleurésies séro-fibrineuses* abondantes, les *pleurésies hémorragiques* et les *pleurésies purulentes* méritent le ti're de véritables complications ; aussi bien est-ce sur elles que nous insisterons de préférence. Je ne sais, si la *pleurésie hémorragique* a été constatée fréquemment dans la grippe : les auteurs sont muets sur ce point. Je n'ai eu l'occasion personnellement de n'en observer que deux cas. Les deux fois le diagnostic a été fait d'après les anamnestiques et le cycle à peu près typique de la courbe thermométrique. Les deux fois aussi la ponction capillaire et l'ensemencement du liquide hémorragique retiré, n'ont donné aucun résultat bactériologique; le liquide nous a paru stérile. Nous avons cru pouvoir alors attribuer le phénomène à l'intensité de la fluxion pleurale, combinée à la dyscrasie spéciale qui résulte de l'infection grippale. Les deux fois la guérison a été obtenue d'une façon particulièrement rapide.

La pleurésie *séro-fibrineuse vulgaire* peut s'observer aussi à titre de complication de la grippe ; souvent elle se rencontre isolément, mais dans la majorité des cas elle est associée à la pneumonie et à la broncho-pneumonie : en général la quantité du liquide épanché est peu abondante, et sous l'influence de la médication appropriée et du repos, les accidents se dissipent souvent d'une façon rapide et complète. C'est cette forme pleurétique qu'il faut éviter de confondre avec la *splénopneumonie* ou *maladie de Grancher*, affection fréquente aussi dans la grippe, ainsi que Faisans (1) l'a signalé dans un récent article. L'examen attentif du malade seul peut éviter la confusion, et c'est la seringue de Pravaz à la main, qu'on doit en général faire le diagnostic. Nous sommes bien convaincu d'ailleurs, quant à nous, qu'un grand nombre de pleurésies signalées comme complication de la grippe n'étaient autre chose que des spléno-pneumonies. Deux fois nous avons ensemencé les quelques gouttes de sang ramenées par la seringue en pareille circonstance, et les deux fois nous avons rencontré le streptocoque. Par contre, nous n'avons pas eu l'occasion de faire des cultures avec le liquide séreux retiré de la plèvre. Ce n'est pas à dire toutefois que pareille recherche n'ait jamais été faite. De nombreux auteurs ont constaté, dans

(1) *Bulletin médical*, 6 juillet 1892.

ces cas, la présence de microorganismes divers dans la sérosité pleurale (1).

Mais la véritable complication pleurale de la grippe et la plus redoutable en même temps, c'est assurément la *pleurésie purulente*. J'en ai observé plusieurs exemples dans mon service, pendant cet hiver, et j'ai pu remarquer ce fait très important de la façon particulièrement rapide suivant laquelle 1500 ou 2000 gr. de pus s'accumulent dans la cavité pleurale. [Je me rappelle avec quelle surprise nous avons trouvé deux litres de pus dans la plèvre gauche d'une jeune malade de notre salle des femmes, entrée quelques semaines auparavant dans notre service pour une chlorose grave, et qui contracta la grippe le 25 janvier 1892. Quatre jours après (29 janvier), la malade accuse une dyspnée très vive; on constate à la base gauche, du souffle, de l'égophonie, de la pectorilo-quie aphone ; l'espace de Traube est mat et il y a peut-être même un certain degré d'œdème de la paroi. Le 5 février la malade succombe presque subitement, alors que la défervescence fébrile s'était très nettement accentuée. Le Dr Frenkel a ensemencé le pus, recueilli à l'autopsie, dans du bouillon et sur agar, et a constaté par le procédé de tubes d'Esmarch, que le pus ainsi épanché

---

(1) Voir Thèse de Cl. Berier où toutes les recherches, relatives à la bactériologie de la grippe, ont été soigneusement analysées.

contenait surtout des streptocoques. Le suc pulmonaire recueilli avec une pipette stérilisée au
niveau de la broncho-pneumonie sous-jacente,
contenait, à côté du streptocoque, des diplocoques et des bacilles dont la valeur pathogène n'a
pu être déterminée.]

Si nous vous donnons ces indications, c'est
pour vous montrer que la pleurésie purulente est
souvent le fait d'une association bactérienne et
certainement nous en aurions renvoyé la description au chapitre suivant B, si le microorganisme
de la grippe n'était personnellement capable de
donner lieu, lui aussi, aux phénomènes de la
pleurésie purulente. Car nous savons, d'après les
expériences faites avec le Dr Frenkel, que la diplobactérie encapsulée de nos grippés est susceptible
d'acquérir, dans certaines circonstances, des qualités pyogènes. [Mais nous avons eu surtout, dans
une occasion toute récente, la possibilité de constater, dans le liquide purulent de l'épanchement, la
diplo-bactérie encapsulée et mobile, sur laquelle
nous avons longuement attiré votre attention : ce
cas est sans doute encore présent à votre mémoire,
car vous n'avez pas oublié cette jeune femme de la
salle Montazet, couchée au n° 5, qui, à la suite
d'une angine herpétique, très certainement d'origine grippale, offrit dans un laps de temps relativement très court, des signes de pleurésie étendue qui déterminèrent brusquement l'asphyxie et

nécessitèrent, dès le soir de son entrée, une ponction évacuatrice. L'étonnement fut grand, quand
on constata la nature franchement purulente du
liquide évacué et son odeur atrocement fétide.
Porté sous le microscope, ce liquide permit de
constater l'existence de plusieurs catégories de
microbes mal définis, mais au milieu d'eux il était
aisé de voir un certain nombre de gros diplobacilles encapsulés et mobiles, absolument analogues à ceux que nous avons assez souvent signalés. Même après coloration avec les couleurs
d'aniline leur mobilité persista, et nous eûmes la
satisfaction de les faire observer à plusieurs d'entre vous et à notre sympathique collègue de l'Ecole
de santé militaire, le Dr Lemoine.]

Je n'insiste pas sur les suites de l'observation.
Vous savez comment, après opération de l'em-
pyème faite dès le lendemain et dans les meilleures
conditions, cette malade finit par succomber,
quarante-huit heures après, dans le collapsus. Ce
que nous avons surtout voulu vous montrer ici,
c'est que du fait même de la grippe et sans intervention d'une infection nouvelle, la pleurésie
purulente pouvait être constituée. Mais en général, il s'agit le plus souvent d'infections secondaires, et c'est le pneumocoque et le streptocoque
qu'on peut incriminer plus spécialement. D'après
ce que nous avons vu jusqu'ici, il nous semble
indiscutable que les pleurésies purulentes à strep-

tocoques ont été beaucoup plus graves. Comme le veulent Jakowski et Netter, les pleurésies purulentes à pneumocoques seraient relativement plus bénignes. Ce sont ces dernières, assurément, qui ont donné des statistiques si favorables à plusieurs de nos confrères de l'armée. Ceux-ci ont eu, en effet, dans ces dernières épidémies de grippe, l'occasion d'observer, plus que dans la pratique civile, de nombreux cas de pleurésie purulente : le plus souvent d'ailleurs il s'agissait de pleurésie purulente métapneumonique. Quelques-unes même ont guéri spontanément par ouverture directe dans les bronches, comme Letulle en a rapporté deux exemples et comme nous l'avons observé aussi personnellement.

Mais j'empiète ici sur le chapitre des complications grippales par associations bactériennes, et j'ai hâte d'aborder cette seconde partie de notre sujet.

B. — *Complications dépendant d'une intervention microbienne nouvelle.*

1º *Pneumonie et broncho-pneumonie.* — La pneumonie est bien une des complications de choix de la grippe, car nous ne partageons pas l'opinion des médecins qui sont disposés à ne voir dans les déterminations pneumoniques de la grippe qu'une localisation naturelle de l'infection

primitive. Cette manière de voir a été défendue
cependant dans une très remarquable monographie par Finkler de Bonn et plus tard par Ribbert. Finkler ayant constaté le streptocoque dans
quarante-trois faits sur quarante-cinq cas de pneumonie grippale conclut naturellement de ses recherches que le streptocoque était l'agent direct
de l'infection grippale; dans ces conditions, la
pneumonie devenait simplement partie du tableau symptomatique de l'affection générale. Nos
vues personnelles sont naturellement différentes,
puisque la source même de l'infection paraît résulter pour nous de l'action d'un microorganisme différent et spécifique. Sans doute, notre diplobactérie ou notre streptobacille sont capables de créer
de toutes pièces la pneumonie, ainsi que nous en
avons vu un fait très remarquable chez une malade dont nous avons publié entre temps l'observation (1) et dont le bloc pneumonique siégeant
au sommet était constitué par un exsudat dont le
suc ne contenait autre chose que les diplobacilles
et les streptobacilles décrits par nous. Il n'en est
pas moins vrai que pour la plupart des observateurs
français, comme pour les observateurs étrangers,
la pneumonie de la grippe relève, la plupart du
temps, de l'action du streptocoque, du pneumocoque de Talamon-Fraenkel ou du pneumobacille

---

(1) *Arch. de médec. expér.*, juillet 1892.

de Friedlaender : simple affaire de prédominance
de tel ou tel élément dans telle ou telle région où
l'on observe. En définitive, la pneumonie n'est
pas fonction de l'intoxication grippale primitive,
elle est, la plupart du temps, le résultat d'une
association bactérienne, par conséquent une véritable complication. Cette opinion a d'ailleurs été
magistralement défendue à la tribune de l'Académie par Ch. Bouchard (1). Ch. Bouchard a
de plus mis en relief le caractère essentiellement
contagieux de ces pneumonies développées au
cours de la grippe : pour lui, la virulence du
microorganisme surajouté, source de la complication pneumonique, renforcée par son passage
d'individu à individu, facilite singulièrement la
dissémination de ces manifestations pulmonaires,
et explique pourquoi, à la fin des épidémies de
grippe, les pneumonies se transmettent fréquemment et d'emblée, en tant que pneumonies, sans
qu'il soit besoin d'une infection préalable pour en
provoquer le développement.

Ce qui nous importe maintenant, à nous patho-
logistes, c'est de bien spécifier si la pneumonie
grippale a, au point de vue anatomo-pathologique
ou au point de vue clinique, des caractères qui
lui soient spéciaux. Or, ceci nous paraît incontes-

---

(1) Voir aussi Ch. Bouchard : *Les Microbes pathogènes*. Chez
J.-B. Baillière et fils 1892.

table. D'abord, les formes lobaires sont exceptionnelles si tant est qu'elles existent et qu'on n'ait pas toujours affaire à des formes pseudolobaires. Presque toujours la pneumonie grippale est une broncho-pneumonie lobulaire; et ce qui la caractérise tout particulièrement, c'est son développement en petits foyers disséminés, isolés, se produisant à la suite de fluxions successives à tendance extensive, le plus souvent *grimpante*, suivant l'observation très judicieuse de Finkler, de Chnaoubert, de Sokolowski, de Villard, etc. Ces poussées se reproduisent souvent avec une persistance désespérante, si bien qu'on croit en avoir fini un jour de façon à pouvoir prédire une issue favorable, et le lendemain se produit une poussée nouvelle qui met les jours des malades en danger ou amène la mort d'une façon rapide; car c'est aussi un des caractères de cette pneumonie grippale de fournir un pourcentage de mort considérable et d'avoir changé du tout au tout le pronostic en général bénin de la pneumonie classique que nous avons appris à connaître autrefois. Ainsi, les maladies, elles aussi, subissent des changements essentiels, se transformant sans cesse et obéissant aux grandes lois naturelles des évolutions successives.

C'est qu'à côté de cette détermination locale, il faut tenir compte de l'infection générale souvent disproportionnée avec la faible étendue de la

détermination pneumonique. Souvent celle-ci ne
se traduit que par quelques râles fins, un souffle à
peine marqué, quelques crachats rouillés ou légèrement sanguinolents, une température qui n'est
pas excessive. Mais on constate en même temps
de l'augmentation considérable du volume du foie
et de la rate, une albuminurie prononcée, quelquefois de l'ictère et surtout une dépression excessive; la mort survient dans l'asthénie progressive
ou avec des phénomènes asphyxiques dont le
brusque développement est bien fait pour surprendre. Il n'est pas de médecin qui n'ait eu
l'occasion d'observer une série de faits analogues .
et plus particulièrement dans la dernière poussée
épidémique, où les manifestations pneumoniques
de la grippe ont été plus spécialement graves et
fréquentes. Ceux qui ont eu l'occasion d'examiner
pareil poumon sur la table de l'amphithéâtre ont
été frappés de l'aspect du parenchyme de couleur
violacée, lie de vin, ressemblant par place à de la
boue splénique, extrêmement friable, se laissant
dilacérer et s'écrasant parfois entre les doigts,
comme une bouillie déliquescente. D'autres fois,
les lésions sont moins avancées, le poumon est
volumineux, gonflé par un mélange de congestion
et d'œdème, sans que les lésions constatées à
l'œil puissent paraître suffisantes pour expliquer
la gravité des accidents.

Un point tout particulier et sur lequel je tiens

volontiers à attirer votre attention, c'est la possibilité non point rare du passage des déterminations pneumoniques grippales à l'état chronique.
J'en ai pour mon compte observé plusieurs exemples et j'ai pu vous en présenter un tout particulièrement intéressant, une maladie intercurrente
nous ayant permis de vous en montrer les pièces
anatomiques. Les exsudats interstitiels peuvent,
en effet, s'organiser et subir la transformation
fibreuse ; plus tard se fait une rétraction progressive qui, à l'instar de ce qui se passe dans la
pneumonie pleurogène, peut entraîner une dilatation secondaire des bronches, dilatation des
bronches qui donne lieu, à l'auscultation, à de
véritables signes cavitaires. Si les accidents siè-
gent au sommet, on comprend combien la confusion peut être facile.

2° Mais le streptocoque ou le pneumocoque ne
sont pas capables seulement de créer, dans la
grippe, la pneumonie, la broncho-pneumonie ou
la pleuro-pneumonie ; ces différents microorganismes peuvent donner lieu à un certain nombre
de complications qui peuvent acquérir une certaine importance : c'est en premier lieu *l'otite
moyenne* avec ou sans perforation de tympan.
Cette complication est d'une fréquence extrême ;
elle est même, puis-je ajouter, tellement commune qu'on serait en droit de la considérer

comme une manifestation banale, si elle n'avait au point de vue de l'avenir une sérieuse importance et si, dans quelques cas plus rares, elle n'était susceptible d'embarrasser le diagnostic et d'exposer le malade aux chances d'une méningite secondaire. Cette otite est parfois très précoce, elle peut se montrer dès la première heure de l'évolution grippale et quelquefois même en être la première manifestation. Nous avons vu de jeunes malades frappés brusquement, dans le cours de l'épidémie dernière, présenter d'atroces douleurs de tête, avec vomissements répétés, élévation notable de la température, et un appareil symptomatique tel, que, pour un esprit non prévenu, l'hypothèse de la méningite se serait bien vite présentée ; mais les doutes étaient rapidement levés par l'examen otoscopique montrant une saillie bien nette avec rougeur de la membrane du tympan et par l'intervention thérapeutique, la ponction hâtive du tympan amenant presque sur-le-champ l'amendement de tous les symptômes. Malheureusement, les choses ne se passent pas toujours aussi simplement et la méningite pneumococcienne peut être la conséquence de ces suppurations auriculaires.

Je ne ferai que vous mentionner l'érysipèle assez fréquent aussi dans la grippe et dont les affinités de l'influenza pour le streptocoque rendent la présence facilement explicable. Bon nombre de méde-

cins d'ailleurs ont signalé le rapport bien évident
des épidémies de grippe avec les poussées d'érysipèle. Notre collègue, le professeur Mayet, avait
depuis longtemps déjà insisté sur les rapports de
l'érysipèle et de la fièvre catarrhale, et je vous ai
fait remarquer moi-même combien avaient été
nombreux cette année les cas d'érysipèle entrés
dans le service au moment où l'épidémie de grippe
commençait à décliner. Le fait est d'autant plus
facile à comprendre depuis que les recherches de
Babouchine nous ont montré le streptocoque de
l'érysipèle, dans l'air des hôpitaux de Moscou,
pendant la grande poussée épidémique de 1889-90.

Le rôle du *staphylococcus pyogenes* dans les
complications de la grippe nous est moins nettement connu. Rien ne nous prouve qu'il soit
l'agent nécessaire des suppurations dans la
grippe, puisque notre diplobactérie est elle-même
susceptible de déterminer la purulence. Toutefois,
il est possible que ce soit lui qui doive être incri-
miné dans certaines suppurations qui ont été
signalées dans ces derniers temps au nombre des
complications de la grippe : l'ovarite suppurée
(Spauton), l'ostéo-périostite, etc., par exemple.

Mais il est des associations microbiennes beaucoup plus rares et qui peuvent se rencontrer dans
la grippe. Je vous citerai en premier lieu le

muguet (*oïdium albicans*) dont la présence chez les grippés a pour nous la valeur d'un signe pronostique extrêmement grave. Trois fois en effet, dans ces derniers temps, nous avions l'occasion de l'observer dans la grippe : dans les trois cas, l'issue a été fatale. Chez une de nos malades même, le muguet a directement occasionné la mort en s'étendant au larynx et en produisant l'asphyxie par oblitération mécanique de cet organe.

Une fois nous avons trouvé dans la bouche d'une de nos grippées, le *bacille pyocyanique* à l'état de culture pure. Mais ici la présence de ce microorganisme nouveau n'a nullement modifié l'allure générale de la maladie. Il s'agit là assurément d'un cas extrêmement rare, mais qui n'est pourtant pas une exception, puisque Kranhals de Riga a observé un exemple de la même association bactérienne. [Ces faits peuvent être ajoutés à ceux que Cartaz a décrits dans un récent article sur les complications pharyngo-buccales de la grippe] (1).

J'en ai fini avec les complications ordinaires de la grippe et je pourrais aborder la dernière partie de cette étude (les suites éloignées de la grippe),

_____

(1) CARTAZ. *Complications pharyngo-buccales de la grippe*, 1892.

si je ne voulais dire encore quelques mots de
l'association de la grippe avec les autres maladies
infectieuses (plus particulièrement avec la fièvre
typhoïde ou la scarlatine). Il n'est point très rare,
en effet, de voir la grippe se développer à la suite
d'une autre évolution morbide. J'ai vu, il y a
quelques mois, à la salle Montazet, une jeune
femme atteinte d'une fièvre typhoïde qui, au début
de sa convalescence, présenta une grippe typique
et régulière avec de hautes températures sans
doute, mais qui évolua de la façon la plus simple,
sans déterminations viscérales particulières, mais
avec le cycle thermométrique absolument typique,
avec sa rechute tout à fait caractéristique. C'est,
en effet, le plus souvent dans le décours de ces
pyrexies (fièvre typhoïde ou scarlatine) que la
grippe associée se présente le plus souvent. Dans
quelques cas plus rares, la grippe marque le
début de l'évolution morbide et c'est dans la convalescence de celle-ci qu'apparaissent les symptômes de la fièvre typhoïde ou de la fièvre rouge.
Nous avons été témoin de plusieurs cas de ce
genre et nous avons été frappé de ce fait qu'il
nous semble utile de relever au point de vue pratique, c'est qu'en pareille circonstance la gravité
des deux infections ne se trouve aucunement
accrue. La longueur de l'évolution fébrile est
nécessairement augmentée, mais l'intensité des
symptômes n'en est nullement modifiée.

Nous pensons aussi, avec MM. Burlureaux et Villard, que la grippe peut évoluer concomitamment avec la fièvre intermittente; mais nous ne croyons pas qu'il faille, avec M. Burlureaux, attribuer la double infection au même hématozoaire et nous partageons entièrement l'opinion de notre collègue de Marseille, qui ne voit là qu'un réveil de la malaria, sous l'impulsion de l'infection grippale. Ce réveil de la malaria peut se produire sous l'influence de toutes les maladies infectieuses et nous connaissons bien, depuis les travaux de Trousseau, ces dothiénentéries qui commencent par des grands accès palustres. On sait maintenant, et nous en avons signalé plusieurs exemples, que les accès malariques peuvent se produire, dans le décours de la fièvre typhoïde, alors qu'on croyait les malades en pleine convalescence. C'est, en général, aussi à la fin de l'évolution grippale qu'on a coutume de noter l'apparition des accès intermittents, ainsi que M. Villard l'indique expressément dans ses leçons cliniques, et comme nous en avons cité nous-même un fait bien remarquable dont vous trouverez l'indication dans le mémoire du Dr Frenkel « Sur les grands accès fébriles de la défervescence de la fièvre typhoïde » (1). Dans ce cas qui nous intéresse, à la suite d'une grippe très simple à évolution nor-

male, à tracé caractéristique, une jeune femme de
20 ans eut brusquement des accès quotidiens,
avec poussées fébriles variant de 39,7 et 40,2.
On crut d'abord à des phénomènes de rechute normale, mais les accès se succédant et les antécédents de la malade démontrant le séjour antérieur dans un pays à malaria, où son frère avait
succombé à des accidents pernicieux, il suffit
d'administrer en deux jours 2 gr. 20 c. de sulfate de quinine, pour voir les accès cesser brusquement et d'une façon définitive.

Je n'insisterai pas davantage sur ces complications de la grippe dont l'énumération est déjà
longue. Des faits que nous venons d'exposer, nous
retiendrons cette notion bien arrêtée que les localisations de prédilection de l'influenza se font
plus spécialement sur le système nerveux, l'appareil broncho-pulmonaire et les reins, notion qui
nous rendra plus facile l'interprétation des faits
qui nous restent à exposer et nous fera saisir le
pourquoi et le comment de certains accidents
tardifs de l'infection grippale.

SIXIÈME LEÇON

(18 novembre 1891)

SUITES ÉLOIGNÉES DE LA GRIPPE

En terminant notre dernière leçon, nous avons insisté tout particulièrement sur ce point, que

parmi les complications de la grippe, il faut enregistrer au premier rang la fréquence des déterminations nerveuses et le nombre important des
localisations rénales. Cette double indication
nous donnera la clef des principaux accidents
lointains susceptibles d'être attribués à la grippe
et qui doivent être rattachés en somme à un double mécanisme : l'épuisement nerveux d'une part,
l'insuffisance rénale de l'autre.

Parmi les accidents éloignés de la grippe figu-
rent en première ligne *les névroses*, autrement
dit, ces troubles nerveux de tous genres, que
l'on décrit généralement sous le nom générique
de neurasthénie, d'hystérie, d'épilepsie, d'hystéro-neurasthénie, etc. On peut comprendre
même, dans cette énumération, certaines psychoses, sur lesquelles Ladame, de Genève, un
des premiers, a insisté très judicieusement (1).

Je n'ai pas à vous présenter le tableau de ces
différentes modalités cliniques. Il s'agit là de
manifestations classiques simples, dont les allures
symptomatiques ne sortent pas du cadre général
d'affections parfaitement connues. C'est, en premier lieu, la neurasthénie typique avec ses
symptômes généraux qui vous sont bien familiers :
apathie physique et morale, inaptitude au travail,

(1) Ladame. *Revue de psychologie*, 1890.

vertige de translation, fourmillements dans les jambes, palpitations, céphalée en forme de casque, sentiment de mort prochaine, etc., etc. Ces phénomènes sont particulièrement connus et les observations en abondent. On ne les voit pas se développer seulement chez de jeunes femmes plus ou moins prédisposées à la névropathie, on les observe souvent aussi chez des hommes forts, bien équilibrés et dont la santé n'a jamais laissé à désirer avant l'attaque de grippe, à laquelle ont succédé les phénomènes nerveux. C'est ensuite l'hystérie avec ses stigmates typiques (ovarie, hémianesthésie sensitive et sensorielle, rétrécissement du champ visuel à la lumière blanche zones hystérogènes, dissociation du réflexe rotulien et du réflexe plantaire, etc., etc.) ou combinée avec les principaux symptômes de la neurasthénie (hystéro-neurasthénie de Charcot). En troisième lieu, je mentionnerai l'épilepsie, dont Queirel de Marseille a cité un exemple et dont j'ai recueilli depuis deux observations interessantes. C'est enfin les psychoses avec leurs différentes modalités : le délire aigu (Joffroy, Holst) (1), ou chronique (Krœpelin (2), la lypémanie (Mairet et Blocq). Mais sans aller jusque-là on peut observer chez certains malades des accidents hypo-

(1) HOLST. *Berlin, klin. Woch.*, 1898, n° 27.
(2) KRŒPELIN. *Deutsche med. Woch.*, 1890, n° 11, p. 209.

condriaques tenaces, ou la nosomanie portée à un point excessivement développé. Je me rappelle à ce sujet l'histoire d'un homme de lettres fort éminent qui contracta la grippe à la suite de la grande épidémie de 1889-90 et qui pendant près de six mois conserva à la suite de l'infection, des accidents nerveux persistants et une terreur extraordinaire de la maladie, au point que pendant les plus fortes chaleurs de l'été il ne consentait à sortir de chez lui, sans être couvert, comme en hiver, de peur d'une nouvelle poussée de grippe. Les accidents mélancoliques avaient débuté chez lui par des spasmes du côté du pneumo-gastrique qui lui ont fait redouter une fin prochaine et qui l'avaient plongé, dès le début, dans une extrême tristesse. Chose singulière, pendant toute la durée de ces accidents mélancoliques, les températures centrales du malade se maintinrent à un taux subnormal, le thermomètre placé dans le rectum marquant rarement plus de 36°5.

De pareils faits sont aujourd'hui d'observation courante et plus on les recherche, et plus on est frappé du grand nombre de ces accidents développés consécutivement à la grippe. Ces observations sont tellement communes, qu'on ne prend guère la peine anjourd'hui de les recueillir et de les publier. Aussi ne m'attarderai-je pas à vous en citer des exemples ; j'aime mieux aborder de suite la question pathogénique qui nous intéresse plus spécialement, nous médecins, et passer à l'interprétation des faits.

Les hypothèses n'ont pas manqué, pour rendre compte de ces névroses : les uns les attribuant à l'anémie cérébrale produite par l'infection, les autres invoquant l'altération des parois vasculaires ; un plus grand nombre enfin faisant intervenir le choc, l'épuisement nerveux, c'est-à-dire dans l'espèce, l'empoisonnement de la substance nerveuse par les produits de sécrétion microbienne. Cette interprétation est très vraisemblable, étant données les notions expérimentales que nous possédons maintenant sur l'action des toxines grippales sur le système nerveux dans son ensemble. Il suffit de se reporter d'ailleurs aux faits que nous avons indiqués précédemment et qui nous ont montré, chez nos animaux, les inoculations intra-veineuses de la diplobactérie pathogène intéressant tout particulièrement l'axe cérébro-spinal et produisant, suivant le degré de virulence des cultures, le vertige, le nystagmus, les parésies et, dans certaines circonstances, le collapsus.

Toutefois, de sérieuses objections semblent dès l'abord pouvoir être faites à cette doctrine : Comment se fait-il que ces accidents nerveux survivent si longtemps à une maladie éteinte ;

comment se fait-il ensuite qu'étant donnée une infection de même nature, toujours identique à elle-même, ces accidents soient inconstants, et même qu'ils se puissent présenter à la suite d'une infection d'apparence bénigne; qu'il n'y ait, en d'autres termes, aucune proportionnalité entre l'intensité de pareilles complications et l'importance de l'infection primitive?

Sans doute, ces objections ne sont pas sans valeur; mais ne sommes-nous pas habitués à voir les choses se passer de même façon dans d'autres maladies infectieuses, la diphtérie, par exemple? N'est-ce pas souvent de longues semaines après la guérison apparente de l'angine diphtéritique qu'apparaissent les premières manifestations paralytiques; ces paralysies ne se montrent-elles pas souvent aussi à la suite des angines en apparence les plus simples? Ici il s'agit avant tout d'une question de qualité pour le virus et d'une question de réceptivité pour l'individu.

L'importance de la toxémie est donc grande, très important aussi est le degré de la résistance individuelle. Mais il est un troisième élément dont il ne nous semble pas avoir été tenu un compte suffisant jusqu'ici et qui pourtant nous paraît de première valeur, c'est l'état de l'émonction rénale assurant l'élimination des toxines ou en favorisant la rétention. Un léger degré d'insuffisance urinaire devient un facteur de premier ordre et

favorise grandement la production de ces accidents nerveux lointains.

J'ai insisté longuement dans mon enseignement
de l'année derrière sur les névroses post-infec-
tieuses dont j'ai essayé d'ailleurs de pénétrer le
mécanisme. Vous savez que je suis tout disposé à
en chercher le point de départ dans un état relatif
d'insuffisance urinaire. Pour soutenir ces conclusions, je me suis appuyé sur trois arguments
successifs. En premier lieu, je me suis attaché à
établir combien est fréquent le développement des
névroses après l'évolution de la grande majorité
des pyrexies infectieuses et plus particulièrement
des fièvres accompagnées d'albuminurie. J'ai
montré ensuite que l'albuminurie est un symptôme
fréquent de certains troubles nerveux généralisés,
de la neurasthénie principalement. Enfin, j'ai vu
plusieurs de ces cas, alors que l'albuminurie
avait complètement disparu, attester l'origine
rénale des accidents et affirmer l'insuffisance urinaire par une diminution marquée de la toxicité des urines. Je pourrais ajouter qu'il m'a été
donné de voir, dans plusieurs circonstances, l'ensemble des phénomènes nerveux s'aggraver ou
s'accentuer parallèlement à la présence ou à
l'absence de l'albuminurie.

Des faits de même nature ont été fréquemment
observés dans la grippe, et je me suis appliqué,

chaque fois que l'occasion s'en est présentée, à
déterminer le coefficient urotoxique chez me[s]
malades. Bien des fois j'ai pu constater que
la toxicité des urines était sensiblement diminuée, le coefficient variant entre 0,200 ou 0,300 ;
ce n'est qu'exceptionnellement que nous avons
trouvé ces urines hypertoxiques, jusqu'au chiffre
de 0,892 ; mais ces faits n'ont entre eux que des
divergences apparentes, car l'hypertoxicité urinaire suppose fatalement une toxémie prononcée,
et les résultats pathogéniques doivent nécessairement être les mêmes, que la toxémie soit la conséquence d'une production exagérée des poisons
ou de l'accumulation de ces poisons par défaut
d'élimination rénale.

Et qu'on ne dise pas qu'il n'y a là rien de
spécial : que, par exemple, tous les cas d'hystérie,
de neurasthénie ou d'hystéro-neurasthénie, quelle
que soit leur origine, relèvent toujours de la même
insuffisance urinaire. Je n'en veux pour preuve que
le fait très intéressant dont vous êtes témoins au
n° 1 de la salle Montazet, où est couchée une jeune
femme présentant les accidents méningitiques à
grands fracas, d'origine hystérique, et chez laquelle le coefficient urotoxique, malgré l'imperfec-
tion de la sécrétion urinaire, s'est élevé au chiffre
très respectable de 0,390. Je suis donc tout disposé à maintenir énergiquement l'interprétation
à laquelle je me suis arrêté et qui consiste à voir

surtout dans ces phénomènes de névropathie post-grippale, des accidents nerveux d'origine toxique, réglés sans doute par la virulence des germes inoculés et la résistance de l'individu infecté, mais aussi commandés par le degré d'insuffisance urinaire préalablement constatée chez le malade. Pareille conception est particulièrement intéressante, car elle impose à la thérapeutique une direction spéciale et permet d'envisager les névroses en général sous un jour évidemment nouveau.

C'est en effet une des notions que je suis tout particulièrement disposé à répandre, que les névroses primitives sont absolument rares, si tant est qu'elles existent; elles sont toujours réglées, commandées par un état constitutionnel antérieur, par une dyscrasie ou une toxémie qui a son point de départ différent parfois mais dont la source est le plus souvent l'insuffisance rénale.

Ce n'est pas ici le lieu de vous rapporter de longues observations, bien que nous soyons en mesure de vous citer bien des exemples ; ceux-ci abondent et vous pouvez en lire de particulièrement instructifs dans un certain nombre de travaux que nous avons inspirés, entre autres la thèse de Lejonne, « Sur les accidents nerveux lointains du paludisme », ou le travail de Crespin, « Sur les

névropathies consécutives aux maladies infectieuses.

Dans ces monographies vous verrez la fièvre
intermittente, la scarlatine, la fièvre typhoïde, la
grippe même, surtout si ces affections ont été
accompagnées d'albuminurie, être suivies, après
plusieurs semaines, des modalités névropathiques les plus variées, et dans bien des cas la
dyscrasie concomitante mise en lumière par
l'examen hématoscopique, comme la toxicité urinaire révélée par l'injection intraveineuse chez
l'animal suivant le procédé du professeur Bouchard. Je pense qu'aujourd'hui toute autre doctrine
ne serait pas de mise et l'interprétation que nous
avons cru pouvoir vous proposer semble s'imposer
d'elle-même.

Donc la grippe peut provoquer le développement lointain des névroses, en créant l'insuffisance
rénale. Mais à ce sujet deux points restent
encore à élucider. En premier lieu pour quelle
raison tous les cas de grippe accompagnés d'albuminurie n'occasionnent-ils pas le développement de
ces névroses; en second lieu, quelles sont les formes
névropathiques spéciales affectées par la maladie,
lorsqu'elle se développe dans ces conditions?

A la première question nous répondrons que la
prédisposition individuelle, ici comme partout,
est indispensable, et qu'ensuite toute albuminurie

d'origine grippale ne suppose pas nécessairement l'existence d'une insuffisance urinaire marquée. L'albuminurie du début, par exemple, relevant souvent, dans la grippe, de l'hyperthermie ou de la destruction globulaire intense qui accompagne l'invasion fébrile.

Quant à la forme des manifestations nerveuses, celle-ci est réglée en quelque sorte par les antécédents héréditaires de chacun. Le développement des psychoses trahit le plus souvent une hérédité mentale, les troubles psychiques chez les ascendants directs ou chez les collatéraux (oncles et tantes). La neurasthénie se développe en général chez les sujets à antécédents arthritiques ; les manifestations hystériques supposent l'hystérie héréditaire. C'est la conviction à laquelle nous a conduit l'observation systématique d'un certain nombre de malades dont les antécédents familiaux nous étaient plus particulièrement connus.

En dehors de ces manifestations lointaines qui constituent assurément une des conséquences les plus sérieuses et les plus fréquentes en même temps de l'intoxication par le poison grippal, il est des faits d'un ordre moins important, mais qui n'en sont pas moins dignes d'intérêt et dont il importe de tenir compte au point de vue pratique. Je vous ai déjà parlé de ce sentiment d'affaiblissement profond qui survit souvent à la grippe de longues semaines. A côté de lui, nous devons mentionner *des sueurs profuses*, parfois atrocement pénibles et qui ne sont pas une des moindres causes de l'affaiblissement postgrippal. Les sueurs, on le sait, marquent souvent l'heure de la défervescence; elles peuvent durer toute la convalescence, se produisant à brûle pourpoint, indépendamment même de toute effort, au lit quelquefois, sans qu'aucun mouvement, aucune émotion ait semblé les provoquer. On sent tout à coup une chaleur âcre, intense qui se répand brusquement à la face, sur le tronc, jusqu'aux extrémités des membres, s'accompagne de picotements ou de fourmillements désagréables, et au bout de quelques instants est suivie d'une diaphorèse qui nécessite parfois un changement de linge immédiat. Nous avons vu ces malaises persister plus de six mois après la guérison de l'attaque de grippe; ils créent chez les ma'ades une susceptibilité particulière, une crainte extrême du refroidissement, crainte, il faut l'avouer, bien légitime, car cette disposition aux sueurs profuses expose d'une façon toute particulière aux rechutes et à de nouvelles poussées de bronchite catarrhale.

Le tube digestif peut, de son côté, conserver longtemps les traces de l'infection grippale. C'est, en premier lieu, cette anorexie si grande dont tout grippé a pu conserver le souvenir, anorexie qui persiste parfois aussi pendant plusieurs mois, ainsi que l'ont noté la plupart des observateurs (1).

Je passerai sous silence le catarrhe gastro-intestinal, les troubles dyspeptiques et certains accidents, comme la disparition complète du goût, qui ont survécu longtemps à l'attaque de grippe. Je veux mentionner surtout les altérations du foie qui ont persisté, ou même se sont manifestées pour la première fois, à une époque déjà lointaine de l'infection primitive. Je connaissais l'exemple du prof. Zdekauer qui, dans les huit mois qui suivirent son atteinte de grippe, présenta trois fois du catarrhe gastrique avec ictère et congestion subaiguë du foie. Mais j'ai vu depuis un certain nombre de cas d'hyperhémie hépatique, avec ou sans lithiase biliaire, et qui se sont développés incontestablement dans la convalescense de la grippe. Ces cas ont d'ailleurs facilement guéri. Cette détermination morbide ne saurait assurément nous étonner, étant donné que l'hyperhémie hépatique est un des symptômes fréquents de la période d'invasion grippale. Mais il est un point plus intéressant sur lequel nous voudrions avoir des renseignements

(1) On le trouve indiqué expressément dans le grand rapport de Leyden et Guttmann, où cet accident est siglalé dans 32, 5 %, des feuilles de réponse à l'enquête organisée par la Société médicale de Berlin. (*Die Influenza*. — Epidemie 1889-90, etc. Kerausgegeben von E. Leyden und S. Guttmann. Viesbaden, 1892.)

plus précis, c'est celui de déterminer la part qui
revient à ces altérations du foie dans le développement des accidents nerveux lointains de la
grippe. Nous savons, en effet, que les lésions du
foie sont susceptibles de provoquer l'apparition
de certaines psychoses ou même d'affections
systématisées du système nerveux. Ces notions
que nous avons contribué à répandre avec mon
collègue, le prof. Pierret, ont été complètement exposées dans les thèses inaugurales de
MM. Raphély (1) et Bronner (2). Il est possible
que la grippe, altérant le foie, supprime tout ou
partie de sa fonction épuratrice, et facilite par ce
mécanisme le développement des accidents nerveux que nous avons imputés à la toxémie consécutive à l'infection.

Le plus souvent, nous venons de le dire, ces
accidents hépatiques guérissent sans occasionner
de conséquences graves ; mais ils peuvent, dans
certains cas, exposer les malades aux redoutables
accidents de l'asystolie réflexe, telle que le professeur Potain nous a appris à la connaître.

J'ai, en effet, encore sous les yeux l'exemple
d'un intéressant malade de cinquante et quelques
années qui, pris brusquement à Paris de grippe à
forme syncopale, revint à Lyon avec une énorme

(1) RAPHÉLY. Thèse de Lyon, 1889.
(2) BRONNER. *Influence des maladies du foie sur le développement des maladies nerveuses.* Thèse de Lyon, 1882,

congestion du foie, à laquelle des phénomènes
d'asystolie avec anasarque ne tardèrent pas à
succéder : dilatation aiguë du cœur avec galop
diastolique et tendance au rythme pendulaire,
hydrothorax double, ascite considérable, œdème
volumineux des membres inférieurs, rien n'y
manquait. A l'heure actuelle, les accidents ont
complètement disparu, le cœur s'est régularisé,
l'œdème s'est effacé, le foie s'est réduit notablement de volume, l'hydrothorax s'est résorbé, mais
il n'en est pas moins vrai que ce malade conserve
un état de faiblesse grande, que sa résistance est
considérablement diminuée, et qu'aujourd'hui il
peut succomber au moindre choc.

Dans l'ordre des accidents *broncho-pulmo-
naires*, certains faits aussi méritent une mention
spéciale, en particulier ces *bronchites catarrhales
à répétition* qui se reproduisent pendant des mois,
pour ne pas dire des années, sous l'influence des
moindres changements de temps ou du fait d'une
simple variation barométrique. Nous avons signalé, dans une de nos leçons précédentes, la
pneumonie chronique d'origine pleurogène avec
dilatation des bronches, que nous avons vue succéder, dans plusieurs circonstances, aux fluxions
pleuro-broncho-pneumoniques si fréquentes dans
le cours de la grippe. Nous avons noté encore
l'*adénopathie bronchique* se présentant avec ses

caractères classiques : toux coqueluchoïde, douleurs le long du nerf phrénique, matité dans les
gouttières vertébrales entre les deux épaules,
obstacle à l'expansion vésiculaire causé par la
compression, etc., etc. Mais ces accidents sont
plus spéciaux à la pathologie infantile, et comme
en définitive, dans la pandémie 1889-1890, les
enfants ont généralement été épargnés, de pareils
faits ont été d'observation assez rare.

Nous arrivons à un chapitre de la question qui
est particulièrement délicat, parce qu'il ne semble
pas avoir été résolu d'une façon univoque par les
cliniciens, et surtout parce que des documents préc-
c's nous manquent à l'heure actuelle pour résoudre
le problème en toute connaissance de cause. Je
veux parler de l'*influence* que peut avoir la grippe
sur l'*évolution* des *maladies préexistantes* (affections du cœur, du rein, maladies générales et
surtout affections de poitrine).

C'est un fait admis à peu près par tout le
monde, et sans discussion, que la grippe aggrave
les maladies préexistantes. Sans doute, il a été
fréquent de voir des brightiques, des cancéreux,
des cardiaques et surtout des tuberculeux, gravement frappés et succombant rapidement aux suites
d'une grippe d'intensité moyenne. Cela veut dire
assurément que la résistance de ces malades a été
moindre et que la gravité générale de la grippe,

bien que cette loi présente de nombreuses exceptions, dépendait en partie du terrain sur lequel
elle s'était développée Cette règle a été confirmée
bien des fois, et j'ai souvenir que la dernière
poussée du printemps a enlevé brusquement dans
mon service un certain nombre de malades souffrant d'affections chroniques et dont l'existence
ne paraissait pas directement menacée. J'ai vu,
par contre, les hommes les plus robustes gravement atteints d'emblée par la grippe, et j'en ai vu
mourir qui paraissaient marqués pour une longue
vie. Toute autre est la question de l'influence directe de la grippe sur l'évolution d'une lésion
organique préexistante.

Nous sommes tous tentés de résoudre la question par l'affirmative et de conclure *a priori*
que la grippe donne un coup de fouet aux évolutions pathologiques sur lesquelles elle vient
se greffer. Il est incontestable que dans certaines circonstances la grippe, comme l'a très judicieusement fait remarquer notre collègue, le prof.
Grasset, a mis en évidence une lésion jusque-là
silencieuse et qui serait peut-être restée longtemps encore à l'état latent, si cette affection spécifique n'avait réveillé la disposition en quelque
sorte endormie. C'est ainsi que tel malade dont le
cœur ne présentait jusque-là aucun trouble s'est
réveillé cardiaque au lendemain de son attaque
de grippe; c'est ainsi que tel autre entaché seule-

ment d'antécédents tuberculeux héréditaires s'est
trouvé porteur de lésions pulmonaires franchement ulcéreuses, à la suite de la poussée thoracique à laquelle la grippe l'avait soumis. Mais à
côté de cela, nombreuses sont les exceptions, et
je suis personnellement convaincu que si, au lieu
de chercher les faits positifs, on s'était appliqué à
recueillir les cas négatifs, c'est-à-dire ceux dans
lesquels la grippe a évolué sans que la maladie
préexistante ait été en rien modifiée, on trouve-
rait que la question est loin d'être résolue et
qu'elle appelle de nouvelles recherches basées sur
des observations bien prises et surtout longuement
poursuivies. Je trouve en effet dans mes notes
l'indication formelle de brightiques avancés,
chez lesquels la grippe a évolué de la façon la
plus simple et sans augmenter les désordres pré-
existants. Sur près de trois cents observations
d'*albuminurie*, prises au hasard, que je viens de
parcourir à cette intention, je ne trouve qu'un
seul cas où l'évolution accidentelle de la grippe
ait eu une influence véritablement fâcheuse. Il
s'agissait d'un homme de cinquante ans, grand
propriétaire de la Savoie, affecté d'une néphrite
interstitielle typique, avec cœur de Traube, hypertension artérielle considérable (28^{cc} au sphygmo-
manomètre de Potain) qui, sous l'influence de la
grippe, fit une série d'épistaxis graves qui le
jetèrent dans un grand état de dépression à la

suite duquel l'albuminurie augmenta, les œdèmes se généralisèrent et qui finit par emporter le malade au bout de quelques mois.

J'y relève, d'autre part, d'autres malades porteurs de néphrite interstitielle ou dégénérative, chez lesquels les accidents thoraciques de la grippe se développèrent avec une telle intensité qu'ils pouvaient faire croire à l'existence d'accidents d'urémie respiratoire et qui cependant évoluèrent avec la plus grande simplicité et sans rétentissement sur l'état rénal.

J'ai même sous les yeux l'observation d'un de mes anciens malades atteint de pyélo-néphrite calculeuse avec aortite, double souffle à la base, cœur très volumineux et qui eut une grippe très grave dont il resta très longtemps à se remettre, mais qui n'accentua nullement l'état anatomique de son cœur ou de son rein.

Il est une catégorie d'albuminuriques chez lesquels la grippe a cette conséquence remarquable de faire disparaître ce symptôme morbide. Ce sont les malades affectés de certaines formes d'albuminurie transitoire et plus particulièrement de cette albuminurie spéciale aux enfants de goutteux ou de rhumatisants, que nous avons décrite avec le Dr Merley sous le nom « d'albuminurie intermittente cyclique. » Nous avons été appelés à donner nos soins à plusieurs de nos jeunes mala-

des, dans le cours de la grippe. Nous étions vivement préoccupé de savoir ce que deviendrait pendant ce temps-là leur albuminurie : nous avons
constaté à maintes reprises, que l'albuminurie en
pareil cas disparaissait. Faut-il invoquer le séjour
au lit, la suppression de l'hyperfonctionnement
hépatique auquel nous avons cru devoir faire jouer
un certain rôle ; ou bien, ne faut-il voir là que le
résultat d'oxydations plus complètes et la conséquence de la combustion parfaite de toutes les
matières albuminoïdes ? Cette dernière interprétation nous paraît assez vraisemblable, étant donné
que le même fait a été noté par nous, dans le cours
du diabète sucré. Car, nous avons observé, dans
deux circonstances au moins, de la façon la plus
formelle, la disparition du sucre, sous l'influence
de la grippe. Ce fait était bien connu pour la
pneumonie, la scarlatine, et certaines autres
maladies aiguës, mais je ne sache pas qu'il ait été
signalé encore pour la grippe. En tout cas, il
doit être attribué lui aussi à l'activité plus grande
des combustions, ainsi que nous avons pu nous en
rendre compte, chez nos deux malades, dont la
température centrale n'est pas restée pendant
plusieurs mois inférieure à 38°2 (fait assez fréquent d'ailleurs à la suite de la grippe), alors que
nous savons tous que la température centrale des
diabétiques est généralement subnormale.

Nous pouvons répéter pour le *cœur* ce que nous venons de dire pour le rein. Il y a des distinctions à établir ; et s'il est vrai que certaines cardiopathies soient directement aggravées par la grippe, il en est d'autres, même graves, que les toxines grippales n'ont aucunement influencées. Il est incontestable que les affections myocarditiques ont été particulièrement modifiées par la grippe, surtout chez les malades avancés en âge ou suspects de dégénérescence avec surcharge graisseuse du cœur. C'est chez ceux-là que nous avons vu de préférence cette dilatation aiguë du ventricule sur laquelle Sokoloff avait attiré l'attention, fait qui ne saurait nous surprendre, puisque nous savons que le poison grippal a une affinité spéciale pour le pneumogastrique, les ganglions intracardiaques et la fibre musculaire du cœur. Par contre, nous avons noté, dans bien des circonstances, surtout en cas d'affection valvulaire bien compensée (le rétrécissement mitral, principalement) que la grippe avait évolué, sans troubler aucunement l'appareil circulatoire. Je me souviens d'un fait intéressant relatif à une de mes malades qui venait de partir pour Menton, afin d'éviter les poussées de bronchite congestive avec œdème pulmonaire à laquelle elle est soumise chaque année, dès l'apparition des premiers froids. Cette malade, qui est affectée d'un gros retrécissement mitral, à peine arrivée dans sa résidence d'hiver, paya une des premières son

tribut à l'épidémie de 1889. Les accidents pulmonaires qu'elle présenta furent tellement graves
qu'on crut à une asystolie menaçante et qu'on dut
télégraphier à tous les siens. Il y avait de l'albumine en grande quantité dans les urines. Malgré
cela, au bout de 8 jours, les accidents étaient dissi-
pés, l'équilibre circulatoire était rétabli, l'albumine disparaissait ; bref tout rentrait dans l'ordre,
si bien qu'aujourd'hui notre malade est dans un
état de santé aussi bon possible et qui depuis
bientôt trois ans n'a pas été troublé. Certains
d'entre vous ont même pu voir, au mois de
février 1891, dans la salle Montazet, une jeune
femme de 29 ans, entrée dans le service en pleine
crise d'asystolie du fait d'un rétrécissement mitral
grave : pouls imperceptible et arythmique, congestion œdémateuse des deux poumons et enflure
prononcée des membres inférieurs ; le 16 mars au
soir la malade éprouve un grand frisson et sa
température rectale s'élève à 40,3° ; elle présente
en même temps les signes généraux d'une infection
grippale assez sévère. Au bout de 48 heures tout
s'amende, si bien que la malade peut sortir le
30 mars suivant, sans que l'amélioration produite
sur l'état de son cœur et de la circulation générale par l'administration de la digitaline ait été
en rien compromise.

Pour ce qui concerne les *maladies des voies*

respiratoires, on serait peut être autorisé à être moins réservé ; et j'estime que la tuberculose en général, est directement influencée par l'évolution de la grippe. C'est ce qui ressort tout au moins de la majorité de mes observations personnelles, bien qu'ici encore on puisse enregistrer quelques exceptions. Mais même à ce sujet nous pensons que l'enquête reste encore ouverte, et que des documents plus précis sont nécessaires pour porter un jugement définitif.

« L'Œuvre de la tuberculose » a mis ce sujet à l'ordre du jour et a sollicité des praticiens le plus grand nombre possible d'observations, pour résoudre cette intéressante question. Nous ne sachons pas que les résultats de cette enquête aient été publiés, et nous ne pouvons que formuler des vœux pour qu'elle soit prochainement conduite à terme (1).

---

(1) Dans le dernier volume qui vient de paraître et qui renferme les comptes rendus et mémoires de la 2e session du Congrès de la tuberculose, le Dr L.-H. Petit publie une partie des réponses centralisées par lui sur la question posée par l'Œuvre de la tuberculose. Malheureusement, ces réponses sont, pour la plupart, trop brèves et trop incomplètes pour permettre d'en tirer des conclusions précises : les résultats mêmes auxquels sont arrivés certains praticiens semblent parfois contradictoires. C'est ainsi que, si le Dr Darembert publie des faits de grippe à forme thoracique n'ayant pas influencé l'évolution de la tuberculose, d'autres observateurs (Leroy, de Lille, L. David, de Nice, Lemaistre de Limoges, Gonnet, de Lyon, etc.) estiment que la grippe est susceptible de provoquer l'éclosion de la tuberculose. Ce point important de la pathologie de la grippe est donc loin d'être résolu et appelle une série de recherches méthodiques et entreprises sur de plus larges bases.

Vous le voyez, ce point de l'histoire de la grippe est plein d'intérêt et ces recherches réservent sans doute la surprise d'utiles découvertes aux investigateurs patients qui voudront en poursuivre l'étude méthodique.

Je ne m'attarderai pas sur le pronostic général des épidémies de grippe, qui ne touche pas directement à notre sujet tel que nous l'avons envisagé et qui a été exposé ailleurs avec tous les détails voulus que comporte cette partie du problème épidémiologique (1). Quant au pronostic des formes individuelles, nous l'avons indiqué, pensons-nous chemin faisant, d'une façon suffisante, en vous décrivant les grands symptômes et l'évolution des différentes formes sous lesquelles la grippe peut s) présenter à l'observation, comme en vous révélant les complications variées qui peuvent en compromettre la guérison. Nous passerons sans plus tarder à l'exposé sommaire des principaux moyens hygiéniques ou thérapeutiques à lui opposer.

(1) Voir le très remarquable Rapport du prof. Proust in *Bulletin de l'Académie de Médecine*, 1892.

SIXIÈME LEÇON

PROPHYLAXIE — TRAITEMENT DE LA GRIPPE

SOMMAIRE : La prophylaxie et le traitement de la grippe sont basés sur ces 4 notions fondamentales : 1° contagion ; 2° action d'un germe spécifique ; 3° fréquences des associations bactériennes ; 4° importance de la rechute.

Ces notions commandent l'isolement des malades et des prescriptions d'hygiène générale précises. — Usage d'une eau potable pure. — Éloignement des régions humides ou brumeuses. — Éviter le contact des malades porteurs de germes d'infection secondaire. — Combattre l'autoinfection (antisepsie des cavités buccale et nasale). — Séjour à la chambre et soins hygiéniques spéciaux jusqu'après l'époque présumée de l'apparition de la rechute.

Traitement pharmaceutique. — Mesures préventives ou abortives. — Sulfate de quinine ; bains chauds (méthode de Manasseïne). — Valeur des préparations quiniques. — Effet tonique, antipyrétique et antiseptique du sulfate de quinine : expériences. — Valeur comparée des sels de quinine avec l'antipyrine et les autres agents antipyrétiques. —Valeur du chlorhydrate d'ammoniaque : (Marotte) ; expériences. — Indications particulières relevant de la prédominance de certains symptômes (grands bains tièdes, émissions sanguines générales ou partielles ; injections sous-cutanées de caféine ou d'éther, etc.)

Suites de la grippe : traitement de la convalescence. — Déplacement. — Eaux minérales ; cures d'air.

La prophylaxie et le traitement de la grippe s'appuient nécessairement sur les principales notions pathogéniques et cliniques que nous nous sommes appliqué à mettre en relief : 1° contagiosité certaine ; 2° action pathogénique directe d'un germe spécifique, dont la vitalité, sinon l'existence primordiale dans l'eau, est expéri-

Dr J. TEISSIER.   12

mentalement démontrée ; 3° importance des associations bactériennes réglant la nature ou la gravité des complications ; 4° enfin, notion de la
rechute si fréquente au cours de la défervescence
et qui commande des mesures hygiéniques toutes
spéciales.

De ces notions bien établies découlent naturellement les mesures prophylactiques suivantes :

1° *Isolement des malades.* — Celui-ci doit être
réalisé toutes les fois qu'on peut le faire. On ne
saurait espérer cependant arrêter de cette sorte le
développement d'une épidémie de grippe, car si
cette dernière est incontestablement contagieuse,
son origine infectieuse ne peut être révoquée en
doute, et nous partageons à cet égard absolument
l'opinion de Furbringer, admettant que l'infection
et la contagion se partagent à peu près les cas
morbides. Nous approuvons néanmoins les mesures prises dans l'armée, où la grippe figure
depuis quelques mois, parmi les affections contagieuses pour lesquelles l'isolement est prescrit.
Mais ce sont surtout les foyers épidémiques qu'il
faut chercher à isoler et à limiter, car ce sont eux
qui créent le véritable danger de propagation, et
il importe au premier chef de licencier rapidement les établissements, casernes ou écoles, dans
lesquelles la grippe a frappé plusieurs individus
simultanément.

2° *Hygiène générale.* — La première indication

qui s'impose, si l'on tient compte des nombreuses
expériences que nous avons rapportées plus haut
sur la diplo-bactérie-grippale, sur ses milieux de
culture, ses habitats et enfin sur les conditions
étiologiques générales qui semblent présider au
développement de la grippe (foyers primitifs développés au bord de l'eau, influence de la sursatura-
tion de l'air par la vapeur d'eau, pollution des
eaux d'alimentation, développement facile de
notre diplobactérie pathogène dans l'eau stérilisée,
etc., etc.), ce qui importe tout d'abord c'est
l'usage d'une eau potable absolument pure. Nous
avons cité de nombreux exemples confirmatifs de
cette façon de voir ; et, dans la dernière poussée
épidémique, nous avons vu bien des familles qui,
même en plein foyer, ont échappé à la contamination ou à l'infection, en ne faisant usage, sur
notre conseil, que d'eau filtrée au Chamberland,
puis soigneusement bouillie.

Nous avons cherché à établir aussi que l'eau
d'alimentation n'était pas seule à redouter et
que la vapeur d'eau charriée par l'atmosphère,
surtout celle qui s'élève des bas fonds ou des ber-
ges était aussi particulièrement à craindre. On
évitera donc le plus possible, en temps épidémique,
de séjourner au bord des fleuves et de s'exposer
longtemps à l'action de l'humidité ou des brumes.

Mais il ne suffit pas de se soustraire à l'absorption du germe primitif, il faut s'appliquer surtout

à ne pas offrir un terrain favorable à son développement. On fuira en conséquence toutes les
causes de débilitation qui pourraient diminuer la
résistance individuelle, en première ligne le refroidissement et les écarts de régime. Mais ce sont là
des recommandations quasi banales. Il n'en est
pas de même de cette prescription qui est au contraire de première importance et qui consiste à
éviter avec un soin méticuleux, en cas d'atteinte
de grippe, la possibilité d'une infection secondaire : c'est surtout le contact ou seulement le
voisinage des maladies à streptocoques ou à pneumocoques qu'il faut éviter avec un grand soin, car
nous avons vu que le streptocoque et le pneumocoque sont les agents des complications les
plus redoutables. Mais on se rappellera que nous
portons souvent en nous-mêmes, dans la cavité
buccale par exemple, ces différents agents ; il ne
suffira donc pas d'échapper au contact des pneumoniques ou des érysipélateux, il faudra, pendant
l'atteinte de grippe ou même simplement en temps
épidémique, réaliser une antisepsie complète de
la bouche (Vallin) (1) et des dents, et on pourrait
ajouter des fosses nasales, grâce à des lavages
quotidiennement répétés.

Un point sur lequel nous insistons d'une façon

(1) VALLIN. Société de méd. publique, 1891.

toute particulière, c'est la nécessité absolue de prendre les précautions les plus rigoureuses lors de la rechute, car en ce moment la résistance de l'individu étant très amoindrie, ses chances de contracter des complications graves augmentent singulièrement. Nous sommes persuadé quant à nous que c'est à l'excellente hygiène que les Russes mettent habituellement en pratique et à la coutume très répandue dans ce pays de garder le séjour à la chambre, à la moindre indisposition, pendant le temps nécessaire, que l'on doit attribuer la bénignité relative de l'influenza en Russie. Nous sommes convaincu, d'autre part, que si cette notion de la rechute avait été répandue chez nous au début de l'épidémie de 1889-90, nous aurions évité bien des mécomptes. J'ai vu, personnellement, bien des malades qui, ayant quitté la chambre à la première chute du thermomètre au-dessous de 38°, ont été atteints, deux ou trois jours après, par une nouvelle poussée d'abord, puis souvent par une complication grave, aussi ai-je l'habitude aujourd'hui de prescrire aux grippés, même après une atteinte légère, de ne pas quitter la chambre avant que trois jours d'apyrexie complète se soient écoulés, autrement dit, avant que la rechute habituelle se soit produite ou ait été évitée.

Traitement pharmaceutique. — Et d'abord

existe-t-il certains moyens à mettre en œuvre, dès le début de l'infection grippale, pour agir comme préventif immédiat ou mieux comme abortif. Notre très sympathique collègue de l'Académie de Médecine de Saint-Pétersbourg, le professeur Manasseïne, recommande les bains tièdes, dès le début de la maladie, comme susceptibles parfois d'enrayer l'évolution de l'infection. Nous avons été témoin nous-même de faits de ce genre et nous nous rappelons avoir vu, dans le cours de l'épidémie de 1889, de nos amis qui certainement sous le coup de l'invasion morbide, c'est-à-dire avec des frissonnements, de la courbature ou du brisement général, s'étant baignés dans cet état, n'ont pas vu l'infection suivre son cours. Nous préférerions toutefois recourir préventivement à l'action du sulfate de quinine, qui, pris à doses un peu élevées (60 et 80 centigrammes dès les premiers malaises, en temps épidémique), semble avoir eu maintes fois un effet salutaire.

D'ailleurs, il faut bien le reconnaître, le sulfate de quinine est le médicament de choix auquel jusqu'ici on doit toujours recourir dans l'infection grippale. Et s'il n'a pas la valeur d'un médicament spécifique, c'est un moyen puissant dont les heureux effets sont incontestables (1). Car, dans

(1) GELLIE. *La Grippe et son traitement par le Sulfate de quinine. (Journ. de Méd. de Bordeaux*, 1889-1890, et tirage à part).

la grippe, la quinine n'agit pas seulement comme
antithermique, elle agit encore certainement
comme moyen antiseptique susceptible d'atténuer
la vitalité des germes pathogènes, c'est aussi un
agent tonique de premier ordre; c'est enfin le
procédé le meilleur en bien des cas de faire cesser
au cours des épidémies ces manifestations larvées, y comprises les intermittences cardiaques,
que nous avons cru pouvoir bien souvent rattacher à l'infection régnante.

Cette action antiseptique de la quinine, nous
croyons l'avoir bien mise en évidence, en réalisant,
au mois de juillet dernier, avec la collaboration de
M. Pittion, l'expérience suivante : Nous avons ensemencé avec une culture sur agar, provenant d'une
eau stérilisée et ensemencée avec la diplobactérie
grippale, une série de tubes contenant une solution stérilisée de chlorhydrate de quinine au 1000ᵉ
ou au 2000ᵉ et comme témoins des tubes de bouillon de bœuf peptonisé. Vingt-quatre heures après,
les tubes ensemencés avec le bouillon de bœuf
sont excessivement fertiles, alors que les solutions
quiniques ayant conservé toute leur limpidité ne
laissent voir au microscope que quelques diplobactéries très rares et à peine mobiles. Quarante-
huit heures après, les tubes sont légèrement
opalescents, mais les organismes semblent avoir
perdu complètement leur vitalité et c'est à peine
si le liquide ensemencé en tubes d'Esmarch a

donné naissance à trois ou quatre colonies sans tendance à se développer.

Nous ne citons ces expériences qu'à titre confirmatif et nous n'avons garde de baser notre intervention thérapeutique sur ces faits encore isolés et qu'il est nécessaire de soumettre à un nouveau contrôle. Il ne nous est pas défendu, toutefois, de les rapprocher des résultats acquis par l'expérience et du consensus général qui semble bien attribuer à la quinine le premier rang parmi les médicaments utilisés contre l'infection grippale. Je n'en veux pour preuve que les chiffres que nous avons publiés déjà, indiquant les quantités comparatives des médicaments antifébriles livrés par les pharmacies de Saint-Pétersbourg ou de l'intérieur de l'Empire russe pendant le mois de novembre 1889, époque de la plus grande activité de l'épidémie. Ces quantités sont appréciées en onces (30 grammes) :

Sulfate de quinine........	6.185	}	8.363
Chlorhydrate de quinine..	2.178	}	
Antipyrine..............	2.490	}	
Phénacétine	487	}	4.817
Antifébrine	1.840	}	
	13.180		

Soit 8,363 onces de sels de quinine contre 4,817 onces d'autres préparations antipyrétiques.

Je veux bien admettre avec le professeur Zakharine (de Moscou) que la quinine ne modifie pas plus que le salicylate de soude ou l'antipyrine les allures cycliques de la courbe thermométrique. Mais ce que je sais bien, c'est que les malades traités par la quinine seule ou associée à l'antipyrine ont eu une convalescence moins longue, une faiblesse moins persistante que ceux qui ont eu exclusivement recours à l'antipyrine ou aux autres antithermiques (1).

Nous pensons donc que c'est à l'administration de sulfate de quinine qu'on doit recourir de prime abord comme antithermique, antiseptique et tonique tout à la fois. Nous estimons cependant qu'il sera bon, dans un certain nombre de cas, d'y associer l'antipyrine, si les manifestations névral-

---

(1) Les résultats fournis par l'enquête de la Société médicale de Berlin ne paraissent pas absolument concordants, car on trouve, sur 3,304 feuilles de réponse dépouillées, que les différents antipyrétiques ont été employés dans les différentes régions de l'Allemagne à peu près dans les proportions que voici :

Antipyrine..........	1,160 médecins, soit	35 °/₀
Quinine............	606 —	—	19 °/₀
Antifébrine	485 —	—	15 °/₀
Phénacétine........	470 —	—	14 °/₀

ce qui constitue la proportionnalité suivante, en tenant compte de l'ordre ci-dessus, comme 10 : 5 : 4 : 4, proportionnalité d'ailleurs très remarquable à noter, car elle se serait maintenue, à peu de chose près, dans toutes les régions de l'Allemagne. Mais il ne faut pas faire dire à ces chiffres plus qu'ils signifient : ils indiquent simplement ce fait que l'antipyrine a été employée d'une façon plus générale (peut-être à cause de son prix moins élevé), mais il est bon à noter, parallèlement, qu'un grand nombre de médecins allemands consultés s'accordent pour défendre la supériorité de la quinine. Ceux-ci, d'ailleurs, n'hésitent pas à affirmer que l'antipyrine et surtout la phénacétine ont une action dépressive sur le cœur et retardent la convalescence.

giques sont intenses, la quinine seule, dans ces
derniers cas, n'étant pas suffisante pour combattre
les manifestations douloureuses.

Quelques symptômes spéciaux nécessitent des
interventions particulières. Ainsi les manifestations vertigineuses seront combattues par le bro-
mure et l'éther, la tendance dépressive par les
stimulants diffusibles, comme l'éther, la teinture
ammoniacale anisée ; les phénomènes gastriques
avec congestion de foie par le calomel, les défail-
lances du cœur par la caféine à l'intérieur ou en
injections hypodermiques et par les injections
sous-cutanées d'éther.

Il est un médicament utilisé déjà par Marotte, en
1847, et qui a été l'objet, dans ces derniers temps,
d'un regain de popularité, c'est le chlorhydrate
d'ammoniaque. Marotte l'employait contre la
pleurésie grippale à la dose de 2 ou 3 gr. par
24 heures, administrés par fractions de 0,50 cgr.,
de 2 en 2 heures. Nous avons eu l'occasion, en
parlant de la pleurésie grippale, d'exprimer l'opinion que la disparition des phénomènes ou leur
variabilité relevait peut-être bien plus de la nature même des fluxions grippales et de leur tem-
poranéité que de l'action du médicament lui-
même. Et cependant nous sommes tout disposé
à utiliser avec confiance le médicament recom-

mandé par Marotte, parce qu'à plusieurs reprises
nous en avons constaté les bons effets et surtout
parce que nous avons eu l'occasion de reconnaître
l'action parasiticide très nette de cette substance
sur la diplobactérie grippale. En effet, le même
jour où nous ensemencions avec la diplobactérie
de la grippe des solutions titrées de chlorhydrate
de quinine, nous avons ensemencé d'une façon
parallèle des tubes contenant une solution titrée
au 2,000° et au 4,000° de chlorhydrate d'ammoniaque. Ces ensemencements ont été faits le
15 juillet 1891, et trois jours après (le 18 juillet)
les solutions qui avaient conservé toute leur limpidité ne contenaient que de rares bacilles absolument immobiles. De plus, les tubes d'Esmarch
ensemencés avec ces solutions n'ont pas permis
le développement d'une colonie, alors que, ainsi
que nous avons noté plus haut, les tubes ensemencés avec les cultures dans la solution quinique
ont encore donné naissance à quelques rares colonies.

Voici pour l'indication pathogénique. Mais il
est certains symptômes, quelques localisations
darticulières qui nécessitent une intervention
spéciale. Dans les premiers jours, souvent dans
les premières heures de l'invasion fébrile, l'hyperthermie peut être considérable et dépasser
41°. Si cette hyperthermie persiste et surtout

si elle s'accompagne de phénomènes nerveux,
de convulsions et d'anurie complète, il ne faut
pas hésiter à baigner les malades, malgré l'existence de déterminations pulmonaires intenses.
Les bains seront donnés à une température variant de 27° à 30° et répétés suivant les indications ; c'est un des meilleurs moyens de calmer
l'agitation et de rétablir la sécrétion urinaire.
Quant aux manifestations thoraciques locales, on
les combattra par des applications répétées de
cataplasmes sinapisés, de ventouses sèches ou
scarifiées, et s'il y a lieu par des vésicatoires.

Dans certains cas, l'état de congestion cérébrale peut être tellement intense qu'il nécessite
l'application de sangsues à la nuque ou même
l'ouverture de la veine. Nous avons vu, dans une
circonstance, qu'une copieuse saignée du bras a
amené une sédation marquée des accidents.

Je ne m'arrêterai pas à vous signaler les médicaments nombreux qui ont encore été conseillés
dans la grippe. On peut dire qu'il n'est pas de
substance qui n'ait été utilisée, depuis la digitale jusqu'à l'iodure de potassium, le salicylate de soude, la cannabis indica et la salipyrine
(Hennig) ou le phénocoll. Nous n'y insisterons
pas, tenant avant tout à ne pas sortir des limites
essentiellement pratiques que nous nous sommes
imposées.

La convalescence de la grippe sera soigneusement surveillée et sera pour nous l'objet de soins minutieux. L'anorexie prononcée, l'affaiblissement permanent, les sueurs profuses qui en sont l'apanage seront combattues par les amers, le quinquina, les préparations arsénicales, les frictions alcooliques stimulantes. C'est à ce moment-là qu'un déplacement brusque vient souvent couper court de la façon la plus utile à la convalescence traînante. L'expérience a montré que le choix du lieu de déplacement est presque indifférent, car si pendant l'hiver les convalescents de grippe ont recherché avec profit les bords du littoral méditerranéen, il en est d'autres qui ont recouvré la santé en gagnant les régions du Nord.

A ceux dont le rétablissement a tardé plus encore, à ceux surtout qui ont conservé une susceptibilité bronchique particulière avec de l'asthénie motrice générale, certaines eaux reconstituantes seront utilement conseillées : les eaux arsénicales du massif de l'Auvergne, eaux de la Bourboule, Royat, ou les thermes pyrénéens de Luchon, par exemple. Mais je ne parle pas ici des formes névropathiques, auxquelles conviennent des eaux minérales calmantes, comme celles de Néris, Saint-Sauveur, Plombières, Baden (en Suisse) ou Ragatz, et plus tard les altitudes vivifiantes comme Saint-Moritz et les stations de l'Engadine.

Telles sont les indications thérapeutiques générales dont l'expérience m'a confirmé l'utilité dans la cure de l'influenza et de ses suites les plus communes ; mais la voie reste toujours ouverte et le médicament spécifique de la grippe reste encore à trouver. A cet égard, la bactériologie nous rendra sans doute plus d'un service ; car il faut bien reconnaître que ses conquêtes seraient peu de chose, si elles ne devaient nous conduire à augmenter nos connaissances dans l'art de guérir.

FIN

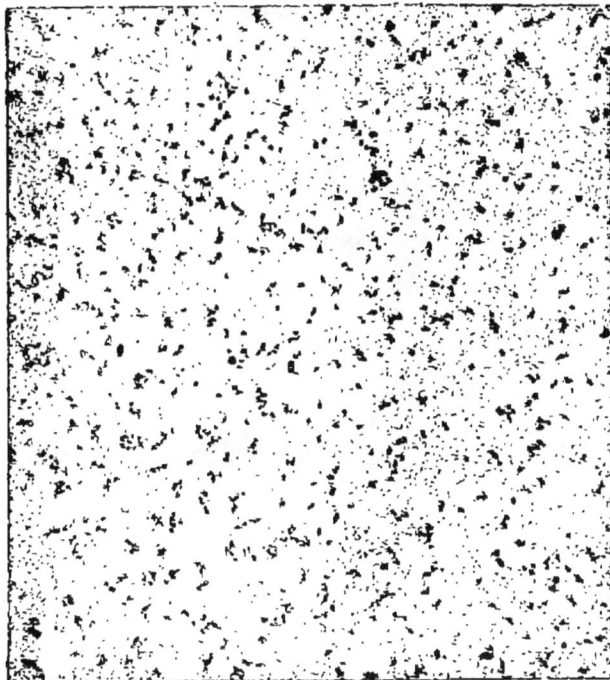

Fig. 1.

(Grippe) Microbes des urines cultivés sur gélatine peptonisée
(Colonie agée de 12 jours) Objectif 1/12 immers. homog. (Leitz)
Ocul. N° 1. Grossissement = 850 d

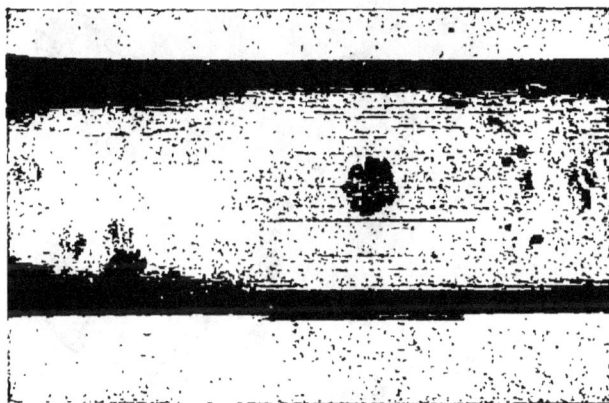

Fig. 2

(Grippe) Colonies microbiennes provenant de l'ensemencement des urines dans
la gélatine de bouillon de bœuf,
Grandeur naturelle.

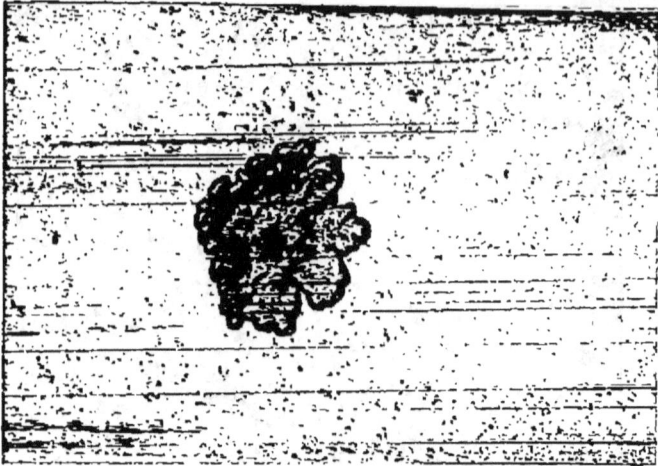

Fig. 2'

La même colonie, grossie 3 fois

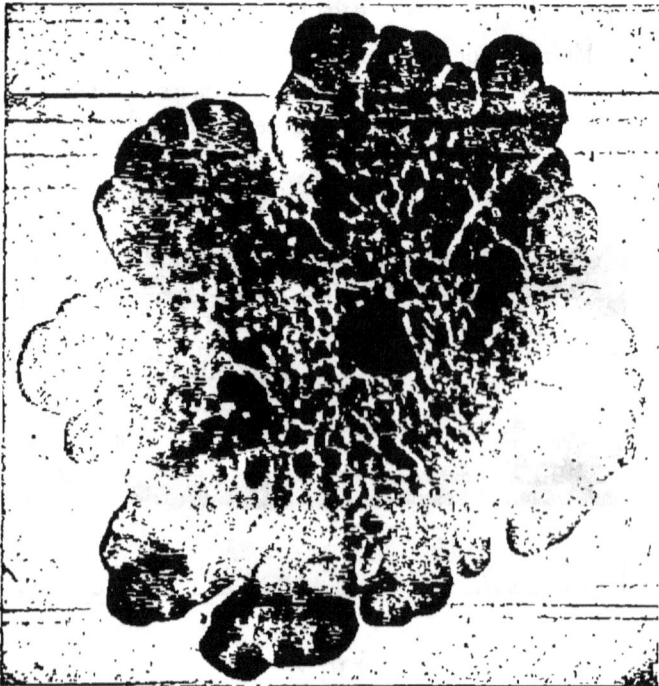

Fig. 2'

La même colonie, grossie 12 fois

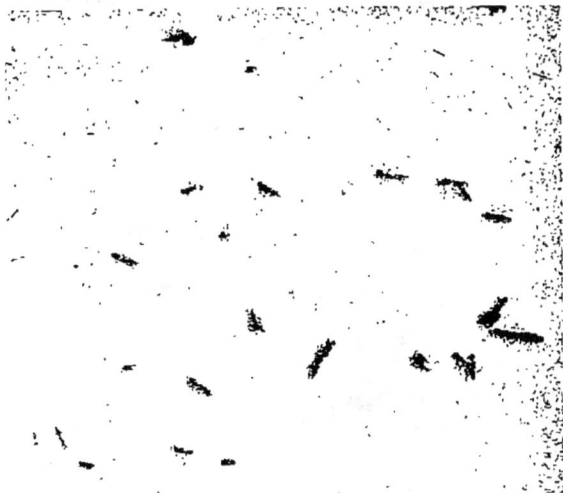

Fig. 3.

(*Grippe*) Microbes des urines cultivées sur la pomme
de terre (Colonie de 3 jours). Objéctif ½ immers·
homog. (Leitz). Ocul. 1. Grossissement = 850 d.

Fig 4.

Microbes provenant de l'ensemencement des streptocoques du sang d'une grippée sur gélose glycerinée
Objectif apochr 2ᵐᵐ 1. 25 apert (immers. homog) de
Leitz. Ocul. compens Nº 4, grossissement = 850 d.

G. Masson, Editeur

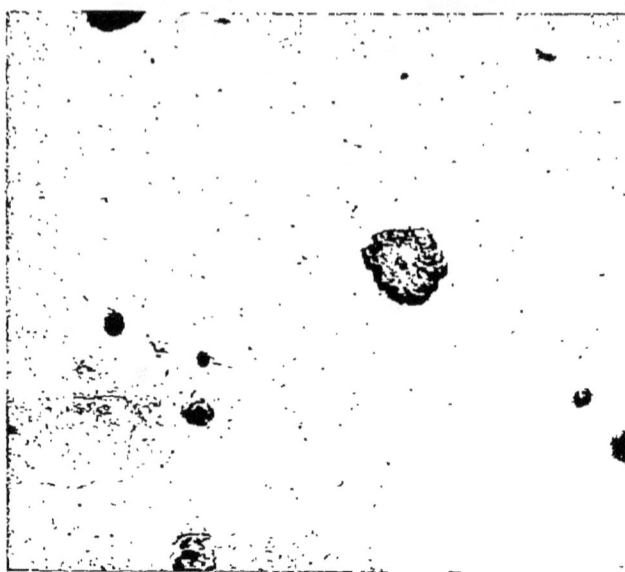

Fig. 5.

Colonies provenant de l'ensemencement des matières
fécales sur gélatine peptonisée — Grossies 3 fois
Eclairage légérement oblique.

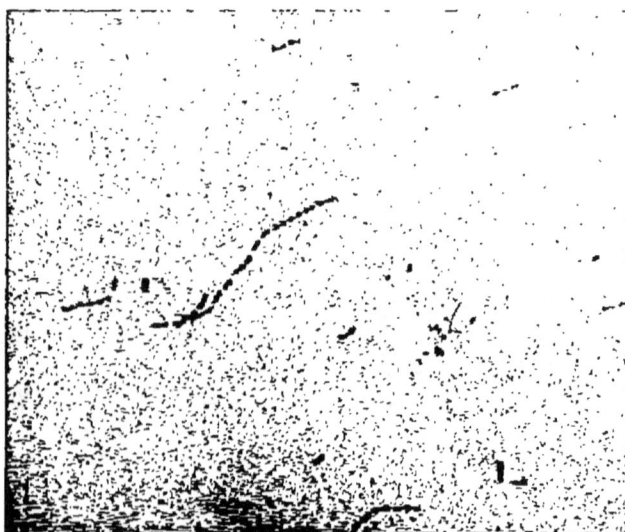

Fig. 6.

Pneumonie grippale

Microbes provenant de l'ensemencement du suc pulmonaire dans le bouillon. Objectif ½₂ immers. homog.
(Leitz). Ocul. 1. Grossissement = 850 d.

TABLE DES MATIÈRES

———

TROISIÈME LEÇON

Épidémiologie.

QUATRIÈME LEÇON

Formes cliniques de la grippe.

Dr J. TEISSIER.

13

CINQUIÈME LEÇON

Complications de la grippe.

SIXIÈME LEÇON

Suites éloignées de la grippe.

SIXIÈME LEÇON *(Suite)*

Prophylaxie. — Traitement de la grippe.

ERRATA

Page 50 — Au lieu d'*habitants*, lisez . . . . *habitats.*
—   70 — Au lieu de *Pœh*, lisez. . . . . *Pœhl.*
—   92 — Au lieu de *23 décembre 1887*, lisez. . *1889.*
— 128 — Au lieu de *constance*, lisez. . . . . . . *consistance.*
— 166 — Au lieu de *Thèse de Lyon, 1882*, lisez. *1892.*
— 187 — Au lieu de *darticulière*, lisez . . . . . *particulière.*

EXTRAIT DE LA *PROVINCE MÉDICALE*

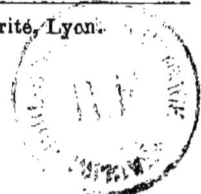

Imp. L. Delaroche et Cie, 10, place de la Charité, Lyon.

www.ingramcontent.com/pod-product-compliance
Lightning Source LLC
Chambersburg PA
CBHW070528200326
41519CB00013B/2979